# TRAITÉ

## DU

# NETTOIEMENT DES VOIES DIGESTIVES

### ET DU

# LAVAGE DE L'ESTOMAC

### PAR

## Victor AUDHOUI

MÉDECIN DES HOPITAUX

Rédacteur en chef de la *Thérapeutique contemporaine*

> « Celui qui ne sait pas diriger
> « l'irritabilité de l'estomac ne saura
> « jamais traiter aucune maladie. »
> F.-J.-V. BROUSSAIS.

# PARIS

### ADRIEN DELAHAYE ET E. LECROSNIER, ÉDITEURS

Place de l'École-de-Médecine

—

## 1881

# TRAITÉ

DU

## NETTOIEMENT DES VOIES DIGESTIVES

ET DU

## LAVAGE DE L'ESTOMAC

# TRAITÉ

## DU

# NETTOIEMENT DES VOIES DIGESTIVES

## ET DU

# LAVAGE DE L'ESTOMAC

### PAR

## Victor AUDHOUI

MÉDECIN DES HOPITAUX

Rédacteur en chef de la *Thérapeutique contemporaine*

> « Celui qui ne sait pas diriger
> « l'irritabilité de l'estomac ne saura
> « jamais traiter aucune maladie. »
>
> F.-J.-V. BROUSSAIS.

PARIS

ADRIEN DELAHAYE ET E. LECROSNIER, ÉDITEURS

Place de l'École-de-Médecine

—

1881

# PRÉFACE

L'Homme est un ferment et même le plus énergique des ferments.

Devant lui, rien ne résiste : végétaux, animaux, compositions minérales, *microbes*, *macrobes*, l'homme enfin ; son activité nutritive, dévorante, altérante, dénature tout, détruit tout ! Et pour que le vide ne se fasse pas autour de lui, il a été forcé d'organiser le droit naturel de chasse et de guerre, d'inventer l'agriculture, l'élevage des animaux domestiques et le commerce des denrées alimentaires. Il a créé même des matériaux de fermentation, des aliments artificiels.

Décidément, l'homme est un animal dangereux !

Toutefois, ce ferment omnivore, qui envahit de proche en proche, en se multipliant, toutes les parties habitables de la terre, se détraque par sa propre action ; et, si je considère l'ensemble de la Pathologie Humaine par rapport aux organes digestifs, premiers moteurs de l'*action anthropozymique*, je constate que, si la maladie ne débute pas dans ces organes, elle y aboutit nécessairement.

Voilà pourquoi Broussais a pu dire que *celui qui ne sait pas diriger les fonctions de l'estomac ne saura jamais soigner un malade.*

Je me propose de traiter, dans cet ouvrage, des Maladies des Organes Digestifs sous un point de vue nouveau.

On y verra comment le *Nettoyage de l'estomac et des intestins* assidûment pratiqué est indispensable à l'entretien de la santé et devient nécessaire lorsqu'il s'agit de prévenir ou de guérir une multitude de maux.

Mais on y verra principalement la manière d'appliquer l'observation et l'expérience aux choses de la médecine ; et, tout en y puisant l'art de guérir, on y apprendra à dédaigner, comme superflu, ce *farrago* de chimie douteuse, de physiologie fantaisiste et d'expériences mirifiques faites pour attrouper les passants.

# TRAITÉ

DU

## NETTOIEMENT DES VOIES DIGESTIVES

ET DU

## LAVAGE DE L'ESTOMAC

### DESSEIN ET DIVISION DE CE TRAITÉ

## I

**De la suppression des causes qui embarrassent
le jeu des organes.**

La suppression des causes qui embarrassent le
jeu des organes est une indication générale des plus
importantes et qui demande une attention principale
lorsque les agents qui représentent ces causes adhèrent
aux parties organiques mêmes.

Extraire les corps vulnérants, neutraliser les substances

toxiques lorsque l'affinité chimique a prise sur elles, détruire les virus au point d'inoculation, *nettoyer* enfin, sont des opérations qui dérivent de l'utilité qu'il y a pour l'organisme à être débarrassé de tous les principes étrangers, indifférents ou nuisibles.

Je ne m'étendrai pas sur ces diverses opérations ; je me propose, en effet, de traiter uniquement, dans mon ouvrage, du *Nettoiement des Voies digestives*.

## II

### De la propreté.

Les organes, dans leur état naturel, ont la faculté de se débarrasser de toutes les choses, venues du dehors ou formées au dedans, qui les souillent ou les encombrent : toutes les parties du corps ont leurs *excréments* et toutes leur *déjection*,

Cette faculté universelle, primordiale, innée, dérive de la constitution même des êtres vivants. Appliquée aux parties extérieures, nous l'appelons *propreté*.

La propreté est un besoin commun à tous les animaux, même aux plantes. Ce besoin, d'abord instinctif, se réfléchit dans le sens moral des animaux et de l'homme ; il constitue alors une qualité qui, excitée par le désir de paraître et de briller, devient, chez l'homme civilisé, *délicatesse* et *coquetterie*.

Ainsi, toutes les parties organiques, les intérieures comme les extérieures, se nettoient spontanément, et j'observe que nous pouvons assister efficacement l'organisme occupé à cette espèce de fonction.

## III

### De l'eau comme agent de nettoyage.

L'eau est le premier et le principal agent de nettoyage : nous nous lavons avec de l'eau ; et, lorsque nous voulons nettoyer les parties intérieures, lorsque nous voulons opérer une *dépuration*, comme disaient les médecins d'autrefois, nous buvons en abondance de l'eau commune, des sucs d'herbes ou quelque eau minérale naturelle potable et chargée de gaz.

L'eau pénètre tous les éléments organiques, et les matières étrangères ou excrémentitielles solubles dans ce menstrue sont entraînées et rejetées.

Ce lavage forme, sans doute, une action médicinale bien puissante ! d'autant qu'une hydratation forte paraît multiplier en quelque sorte les propriétés altérantes de l'organisme.

Je dois signaler ici, au point de vue du nettoiement des organes, l'action des eaux chargées de *principes alcalins* sur certaines humeurs, sur certaines matières excrémentitielles. L'emploi des eaux minérales naturelles alcalines a passé pendant longtemps pour un *simple lessivage :* idée rétrécie, sans doute, mais qui, mise en la place qui lui convient, est juste et ne doit pas être dédaignée.

## IV

### Du nettoiement des parties extérieures.

Les divers moyens de nettoyer les parties extérieures superficielles ou profondes se rapportent aux deux modes suivants : nous lavons les parties ou nous excitons des mouvements d'expulsion.

Nous lavons la peau, les muqueuses oculaire, auriculaire et nasale, la muqueuse de la bouche et du larynx, du vagin et de la vessie ; nous lavons encore la muqueuse de l'estomac et des parties rectales de l'intestin ; nous excitons des mouvements d'expulsion dans toutes les parties des organes digestifs et dans les voies urinaires.

Le nettoiement des voies urinaires est *direct* lorsqu'on lave la muqueuse vésicale au moyen de la sonde ; il est *indirect* lorsqu'on fait boire de grandes masses d'eau.

Dans ce dernier cas, l'action est complexe : l'eau, en effet, affluant par les reins, non seulement lave et dégorge les canaux, mais, de plus, elle provoque ce mouvement expulsif qui constitue la *miction*.

## V

### Application aux organes digestifs.

Les organes digestifs rejettent spontanément les matières qui les souillent ou les encombrent, soit par défécation ou *déjection* qui comprend l'émission des gaz par l'anus, soit par le *vomissement*, auquel il faut joindre l'éructation.

Nous provoquons artificiellement ces sortes d'actions organiques, nous les excitons, nous les soutenons.

Nous lavons enfin la muqueuse de l'estomac et des parties rectales des voies digestives.

C'est sous ces divers points de vue que je vais considérer leur nettoyage.

Je laisse de côté, cela va de soi, les soins de la bouche, qui font partie de la toilette journalière de toute personne bien élevée.

# LIVRE PREMIER

## DU NETTOIEMENT DES VOIES DIGESTIVES

## PAR LA DÉJECTION

## CHAPITRE PREMIER

### De la déjection normale.

Dans le jeu régulier des organes digestifs, les matières alimentaires excitent par leur contact la sensibilité de ces organes. La muqueuse s'anime, les glandes sécrètent, les plans musculeux se contractent, et l'absorption des parties digérées s'effectue.

Après avoir franchi la valvule iléo-cœcale, les résidus de la digestion, soumis à l'action absorbante du gros intestin, s'épaississent et prennent progressivement la consistance d'une pâte ferme.

Les matières fécales glissent sur la muqueuse lubrifiée; elles viennent s'accumuler dans l'S iliaque et le rectum, et pèsent sur le sphincter anal : alors apparaît le besoin d'exonération.

La défécation s'effectue par un effort modéré qui chasse les matières contenues dans le rectum à travers l'orifice anal légèrement dilaté.

Le besoin d'exonération satisfait et la vessie vidée, l'homme se sent dégagé et dispos.

# CHAPITRE II

## De l'action médicinale stomachique laxative et de l'Aloès du Cap.

L'action médicinale de l'aloès du Cap est le type de cette action. On le considérait autrefois comme le premier et le plus puissant des stomachiques laxatifs.

Cl. Galien dit, en maint endroit de ses ouvrages, que l'aloès excite les fonctions de l'estomac et relâche le ventre (1).

J. Mésué, surnommé Damascène ou l'Évangéliste, observe que l'aloès se distingue de tous les autres évacuants des voies digestives par des qualités stomachiques puissantes (2).

---

(1) Cl. Galien, *Quod animi mores corporis temperamenta sequuntur*, cap. II, t. IV, p. 769. — *De simplicium medicamentorum temperamentis et facultatibus*, cap. I, n° 23. *De Aloe*, t. XI, p. 821. *In Opera omnia*, édit. C. G. Kuhn. Lipsiæ, 1822-1826, in-8°.

(2) J. Mésué, *De medicamentorum purgantium simplicium delectu et castigatione*, Lib. II, *quem De simplicibus vocant*, cap. I. *De Aloe, Jacobi Sylvii versio. In Opera.* Venetiis, 1623, fol. 25, A. 1.

Un sectateur de l'école de Salerne, enthousiasmé, s'écria :

Qui vult vivere annos Noe, sumat pilulas de Aloe !

Giacomini a expérimenté sur lui-même les effets de l'aloès. Il s'exprime ainsi :

« 5 centigrammes d'aloès, pris à jeun, déterminent ordinairement quelques éructations qui exhalent l'odeur propre à cette substance. On éprouve aussi plus que de coutume le sentiment de la faim.

« 10 ou 15 centigrammes, pris également à jeun, provoquent les mêmes effets, mais d'une manière bien plus marquée. Après huit ou dix heures, on a une selle facile, abondante, ordinairement flatueuse. Les matières expulsées sont plus molles que de coutume, d'une couleur jaune brun et d'une odeur particulière assez forte. Souvent l'évacuation alvine se répète à court intervalle.

« A la dose de 40 à 50 centigrammes, son action sur les organes digestifs ne paraît pas augmenter. Mais en explorant le pouls vers la troisième heure, on le trouve ralenti.

« En élevant encore la dose, on a rarement des effets purgatifs puissants ; seulement le pouls bat quatre, six ou huit pulsations de moins par minute, et les urines deviennent abondantes et troubles.

« Une fois, après en avoir pris un gramme, je n'eus d'évacuations alvines qu'à la vingt-huitième heure, et je n'éprouvai autre chose qu'une sorte d'angoisse.

« En ayant ingéré 1 gr. 50 en deux prises, une le soir, et l'autre le lendemain matin, je passai toute la nuit dans le plus profond sommeil, et je n'eus le jour suivant que deux selles assez liquides. J'urinai copieusement, et j'éprouvai un abattement général, avec un besoin pressant de prendre des aliments...

« Dans plusieurs expériences que j'ai faites avec de petites doses d'aloès, il m'est arrivé de ressentir des picotements d'entrailles, signes avant-coureurs d'une évacuation prochaine... (1). »

Comme stomachique laxatif, l'aloès du Cap est supérieur même à la rhubarbe de Chine, à cause de la constance et de la régularité de ses effets. Il reproduit très exactement l'action des substances alimentaires saines, savoureuses et bien préparées sur des organes digestifs alertes et bien disposés.

Suivons son opération sur une personne dont les déjections soient tardives et accompagnées de quelque difficulté.

L'aloès du Cap, pris à dose suffisante avec les aliments, excite la muqueuse des voies digestives, fait couler les glandes, provoque les contractions de la tunique musculeuse, et cela avec ordre, avec modération, sans provoquer le moindre malaise.

Sept, huit, douze heures après l'ingestion de ce remède,

---

(1) G.-A. Giacomini, *Tr. philos. et expérim. de Mat. méd. et de thérap.*, traduit de l'italien par Mojon et Rognetta. Paris, in-8°; 1839, page 522.

un vague besoin s'éveille ; bientôt, il devient pressant, et l'on évacue sans effort une masse de matières fécales bien liées quoique molles, fortement teintées, d'une odeur désagréable mais franche.

Ainsi, grâce à l'action de l'aloès du Cap, les matières alimentaires, plus complètement élaborées, ont traversé l'étendue des voies digestives avec promptitude et facilité ; et le résidu de la digestion a été rejeté après un espace de temps régulier, sans aucun sentiment pénible : bien au contraire, avec une entière satisfaction !

C'est donc l'état de santé parfaite des organes digestifs, et de tout l'organisme même, que reproduit l'action médicinale véritablement laxative et stomachique.

# CHAPITRE III

### De la Coprohémie.

Le nettoyage exact des voies digestives, spontané ou provoqué, était une affaire capitale chez nos ancêtres ; ils donnaient le nom d'*angéliques* aux compositions qui servaient à ce nettoiement.

L'écho de la matière peccante, pituiteuse, bilieuse, mélancolique, atrabilaire, vermineuse, adhérente aux parois de l'estomac et de l'intestin, résonne encore ! Cette matière nauséeuse et puante, que rejetait avec dégoût l'esprit rassasié de Ph. Pinel (Voyez sa NOSOGRAPHIE PHILOSOPHIQUE), inondait, comme un torrent dévastateur, l'organisme jusque dans ses parties les plus reculées. Il fallait donc inciser, délayer, arracher, expulser le contenu des voies digestives, et c'était toute la thérapeutique !

Voltaire a écrit des pages charmantes sur la septicémie stercorale.

Evidemment, l'honnête homme qui veut réfléchir profondément, qui veut raisonner avec justesse et conserver cette gaieté douce et communicative qui exprime la paix de l'âme et le contentement de vivre, doit tenir ses voies digestives libres et propres de l'orifice buccal à l'anus.

## CHAPITRE IV

### Du premier nettoiement des voies digestives.

L'objet de ce premier nettoiement est l'expulsion du *méconium*.

Cette déjection a lieu spontanément, quelques heures après la naissance ; et le premier lait, ou *colostrum*, que tette l'enfant, l'excite et la favorise.

Les personnes qui assistent les femmes en couches n'ignorent pas cette action laxative de l'humeur que fournit la mamelle douze à quinze heures après la naissance ; elles considèrent cette humeur comme un aliment que la nature affecte pour nettoyer les premières voies du petit et lui préparer des digestions promptes et faciles. Elles n'ignorent pas davantage que le lait plus âgé ne possède plus cette qualité laxative.

L'enfant nouveau-né doit évacuer trois ou quatre fois par jour dans les deux ou trois premiers jours : c'est à ce nombre d'évacuations et au changement de couleur des matières fécales que l'on reconnaît d'ordinaire que le méconium est entièrement rendu. Ensuite, et tant que l'enfant prend le sein, il faut qu'il aille deux fois par jour environ, ce qui doit être proportionné cependant à la quantité de lait qu'il ingère, car plus il tette, plus il doit évacuer.

Lorsque le méconium tarde à venir, ou qu'il n'est rejeté qu'en trop petite quantité, il convient d'en hâter l'expulsion au moyen de quelque médicament. Les plus simples et les meilleurs sont la manne, la poudre de magnésie blanche, l'hydromel.

Une manœuvre vulgaire et fort efficace consiste à provoquer les contractions expulsives du colon, de l'S iliaque et du rectum au moyen d'un petit suppositoire de savon de toilette fiché dans l'anus.

# CHAPITRE V

**Ce qu'on entend par les expressions de ventre relâché et resserré.**

Le jeu des organes digestifs qui produit la déjection varie, dans chaque personne, à l'état normal; et cette variation a fait distinguer deux situations, suivant que les résidus de la digestion sont rejetés plus fréquemment et sous une forme plus molle, ou moins fréquemment, avec plus d'efforts et sous une forme plus dure que dans l'état considéré comme régulier.

Dans le premier cas, on dit que le ventre est *relâché;* dans le second, qu'il est *resserré.*

Lorsque le ventre est resserré, le nettoiement naturel des voies digestives s'exécute avec plus ou moins de difficulté. Examinons donc les conditions du nettoiement provoqué applicables à cet état.

# CHAPITRE VI

### Du traitement de la Constipation.

Les pathologistes, qui s'occupent de séméiologie, donnent le nom de *constipation* à la rareté, à la difficulté, à la suppression passagère ou persistante des évacuations alvines.

Ils divisent ensuite la constipation en autant d'espèces qu'elle a de causes différentes plus ou moins déterminées; et profitent traîtreusement de l'occasion pour refaire, à propos d'un symptôme, la pathologie tout entière.

Mais, en vérité, est-il bien utile de ranger ainsi côte à côte, sous prétexte de rareté et de suppression des selles, *l'inanition* et *l'étranglement intestinal*, la *méningite*, la *péritonite* et *l'intoxication saturnine*, la *vieillesse*, le *cancer de l'utérus*, la *fièvre* et quantité d'autres états normaux et contre nature?

Evidemment, les médecins n'ont que faire de la constipation des pathologistes; et il me paraît que la rareté, la difficulté, la suppression passagère ou persistante des évacuations alvines ne doivent prendre ce nom que si, les voies digestives étant libres, il y a dans l'intestin des matières qui le souillent, l'encombrent et qu'il faut évacuer.

La constipation se rattache à deux circonstances étiologiques :

1° Elle est liée à la constitution du sujet : c'est la *constipation habituelle* que, dans la langue vulgaire, on nomme simplement la *constipation ;*

2° Elle est liée à des circonstances passagères, fortuites, ou bien elle est l'effet d'un état morbide : c'est la *constipation accidentelle et symptomatique.*

La constipation accidentelle et passagère exige simplement l'éloignement des causes occasionnelles qui l'ont produite et qui l'entretiennent, et le retour à un régime de vie régulier.

La constipation symptomatique ne disparaît que lorsque l'état morbide dont elle procède a cessé.

Le traitement de la constipation habituelle ou constitutionnelle a pour objet de débarrasser les voies digestives des matières fécales qui les souillent et les obstruent, et de prévenir la rétention de ces matières en rétablissant l'habitude d'une exonération périodique.

Nous débarrassons les voies digestives, nous les nettoyons par divers moyens, et d'abord par l'emploi des drogues laxatives et purgatives.

Les laxatifs et les purgatifs excitent les sécrétions et les mouvements de l'intestin; et, par cette double action, ils débarrassent et nettoient les premières voies.

Viennent ensuite les lavements, les injections et douches ascendantes, qui dilatent l'ampoule rectale, isolent, fragmentent le bol fécal, et qui, provoquant un effort d'expulsion irrésistible, font rejeter pêle-mêle les matières excrémentitielles et l'eau injectée.

Dans certains cas, chez les vieillards et les paralytiques, purgatifs et lavements ne suffisent plus : il faut *curer le rectum*, et ce n'est pas une opération ragoûtante !

Nous prévenons la constipation en introduisant dans le régime alimentaire les fruits laxatifs, le miel, les légumes qui laissent beaucoup de résidus, les pains de seigle et de son, le lait et le beurre suivant les personnes (car ces derniers aliments ne relâchent pas toujours), les bouillons aux herbes, le petit-lait, les corps gras, etc.

Nous rétablissons l'habitude d'une exonération périodique quotidienne en engageant les sujets, d'après le conseil de Locke, à se présenter très régulièrement chaque jour, à la même heure, à la garde-robe.

Ce conseil s'adresse surtout à ces personnes qui sont assez paresseuses pour ne pas même vider leur rectum lorsque le besoin s'en fait sentir.

Il me semble que l'homme soigneux de sa personne doit faire tous les jours, et plus particulièrement le matin, en se levant, non seulement la toilette de sa peau et de sa bouche, mais aussi la toilette de ses intestins.

# CHAPITRE VII

## Des désordres provoqués par la constipation opiniâtre et des moyens d'y remédier.

La constipation opiniâtre accumule les matières fécales, d'une façon en quelque sorte permanente, dans le rectum, l'S iliaque et les colons.

Cette accumulation d'excréments, formant des masses plus ou moins volumineuses, que l'on sent, par la palpation, sous la paroi de l'abdomen, déforme l'organe, irrite la muqueuse, trouble les fonctions digestives, affecte enfin l'organisme entier.

De tels désordres ne cèdent évidemment que lorsque la cause qui les produit et les entretient a disparu.

Mais, pour détruire cette cause, qui consiste dans une paresse singulière du gros intestin jointe au défaut des sécrétions, nos moyens ordinaires hygiéniques et pharmaceutiques ne suffisent plus ; et l'on ne peut vaincre ces constipations opiniâtres et graves qu'au moyen de l'excitation soutenue que provoquent dans les organes digestifs certaines eaux minérales naturelles.

Je vais prendre comme exemple de cette espèce de médication les eaux minérales naturelles de *Châtel-Guyon*, d'autant que ces eaux me paraissent des mieux appropriées, parmi les Françaises, au nettoiement des voies digestives par la déjection et que je veux faire, de la station qu'elles alimentent, comme un *Centre hydro-minéral* de nettoiement de ces voies par le lavage (1).

# CHAPITRE VIII

### Caractéristique médicinale des eaux de Châtel-Guyon.

Châtel-Guyon possède un grand nombre de sources. On les voit sourdre de partout, sur les rives et dans le lit même du *Sardon* : aussi le mélange de l'eau minérale avec l'eau du ruisseau rend-elle celle-ci impropre aux usages ordinaires. Il y a peu de temps encore, les habitants de Châtel-Guyon étaient obligés d'aller chercher l'eau potable à Riom. Maintenant, un aqueduc l'amène de la montagne.

L'apparition de toutes ces sources a été déterminée par la rupture du terrain primitif. Elles émergent du point de jonction de ce terrain avec les terrains tertiaires. Et dans l'établissement thermal, si l'on descend les deux marches qui conduisent aux bâtiments contenant les appareils de chauffage, il suffit de s'incliner vers la terre pour être impressionné par le gaz qui s'en dégage.

---

(1) Voyez le Livre IVme.

| NOMS DES PRINCIPALES SOURCES | DÉBIT A LA MINUTE | TEMPÉRATURE |
|---|---|---|
| | Litres | |
| 1. Source Deval . . . . . . . . . . . | 63 | 35° |
| 2.   —     du Sopinet. . . . . . . . . | 77 | 33° |
| 3.   —     du Gargouilloux . . . . . | 32 | 32°5 |
| 4.   —     du Gouffre. . . . . . . . | 33 | 34° |
| 5.   —     Gubler. . . . . . . . . . | 200 | 32° |
| 6.   —     du Sardon. . . . . . . . | 83 | 35° |

Soit un volume de 488 litres à la minute, ou de 702,720 litres par vingt-quatre heures.

D'après l'analyse de M. Jules LEFORT, membre de l'Académie de Médecine, ces eaux seraient à la fois *chlorurées-sodiques* et *magnésiennes, bicarbonatées mixtes* et *ferrugineuses*. Une analyse spéciale, récemment faite par M. TRUCHOT, de la Faculté des Sciences de Clermont-Ferrand, a révélé dans les eaux de Châtel-Guyon la présence d'une quantité notable de *chlorure de lithine* (8 milligrammes par litre).

COMPOSITION HYPOTHÉTIQUE

DES

# EAUX DE CHATEL-GUYON

Source Deval (35°)

(J. LEFORT)

| | |
|---|---|
| Acide carbonique libre. . . . . . . . . . . . | 0$^g$258 |
| Chlorure de sodium. . . . . . . . . . . . . | 1.617 |
|    —     potassium. . . . . . . . . . . . . | 0.178 |
|    —     magnésium . . . . . . . . . . . | 1.218 |
|    —     lithium . . . . . . . . . . . . . . | indice |
| Bicarbonate de soude . . . . . . . . . . . | 1.054 |
|    —     de chaux . . . . . . . . . . . . | 2.105 |
|    —     de magnésie. . . . . . . . . . | 0.440 |
|    —     de protoxyde de fer . . . . . . | 0.054 |
| Sulfate de chaux . . . . . . . . . . . . . | 0.498 |
|    —     de strontiane. . . . . . . . . . . | indice |
| Arséniate de soude . . . . . . . . . . . . | indice |
| Alumine . . . . . . . . . . . . . . . . . . | 0.008 |
| Silice . . . . . . . . . . . . . . . . . . . | 0.126 |
| Matière organique bitumineuse . . . . . . . | indice |
| SOMME . . . . . . . | 7$^g$556 |

Les eaux minérales naturelles de Châtel-Guyon agissent énergiquement sur les organes digestifs, sur les reins et sur la circulation.

Leur action sur les organes digestifs engendre, aux doses ordinaires, une excitation qui rétablit l'appétit et régularise la déjection. A des doses plus élevées, on obtient progressivement des effets laxatifs et purgatifs qui, soigneusement entretenus pendant des périodes assez longues, ont raison des affections les plus rebelles.

En agissant sur la circulation, les eaux minérales de Châtel-Guyon activent les mouvements du sang et des humeurs lymphatiques, et décongestionnent ainsi les organes.

Elles sont diurétiques.

Le fer qu'elles contiennent les rend enfin toniques hématosiques.

Deux actions médicinales dominent dans cette caractéristique :

1° L'action stomachique, laxative et diurétique d'une part, qui doit faire considérer l'emploi de ces eaux comme un moyen de nettoiement général et de nettoiement des voies digestives en particulier ;

2° L'action excitante qui affecte le système entier et qui complète très heureusement la première action, en communiquant un haut degré de fixité à tous les mouvements organiques.

Je vais m'attacher, dans ce premier livre, aux effets des eaux minérales naturelles de Châtel-Guyon, considérées comme moyen de favoriser et de rétablir les déjections. Dans les livres suivants, je donnerai les applications de ces eaux, qui découlent plus spécialement de leur vertu excitante, inséparables dans bien des cas de l'action laxative et diurétique ; et je m'appuierai sur les observations de nos savants confrères, MM. les docteurs Baraduc et Voury, qui pratiquent avec tant de distinction à cette station médicinale.

# CHAPITRE IX

### De la lésion du canal intestinal consécutive de l'accumulation permanente des matières fécales.

Un des effets les plus constants de l'accumulation permanente des matières fécales est la dilatation des parties rectales du canal intestinal et l'atrophie des tuniques qui forment ses parois. La muqueuse perd toute sensibilité, les glandes ne sécrètent plus, la tunique musculeuse inerte ne met plus en mouvement le bol fécal. Ces lésions sont d'abord passagères ; mais elles finissent par devenir fortes et permanentes, comme on l'observe principalement chez les vieillards.

L'usage prolongé et répété des eaux minérales naturelles de Châtel-Guyon a toujours raison de la lésion du canal intestinal consécutive de l'accumulation permanente des matières fécales, lorsque le malade consent à modifier le régime de vie qui cause et qui entretient la constipation, et quand l'âge ne rend pas la lésion insurmontable.

Il ne faudrait pas chercher la guérison d'un pareil état dans des purgations violentes et répétées. On obtient sans doute, en agissant ainsi, un soulagement momentané; mais on ne tarde pas à s'apercevoir que l'usage trop fréquent des purgatifs et des eaux minérales purgatives, qui irritent les voies digestives et affaiblissent le malade, aggravent la situation, en créant des alternatives répétées de diarrhée et de resserrement.

Rien de semblable n'est à craindre, lorsqu'on use, avec la modération convenable, des eaux excitantes, stomachiques et laxatives de Châtel-Guyon.

Il faut prendre ces eaux le matin à jeun, à dose progressive, en commençant par deux demi-verres, et allant jusqu'à trois, quatre verres et plus par jour, en ayant soin de ne jamais forcer la tolérance de l'estomac. Il n'y a, en effet, que l'eau bien tolérée qui agisse efficacement.

Les malades pourront aussi en user à table mêlée au vin.

La cure sera rendue plus facile encore par l'ingestion d'un verre d'eau minérale le soir au coucher.

Surtout ne cherchez pas à provoquer une purgation intense : une ou deux évacuations par jour suffisent; et si les eaux en provoquaient un plus grand nombre, hâtez-vous de diminuer la dose, car il ne s'agit pas seulement de nettoyer les voies digestives, mais de rendre aux colons, à l'S iliaque et au rectum leur sensibilité et leur contractilité régulières.

La première période de traitement doit durer au moins un mois. Vous diminuerez progressivement les doses, dans les derniers jours.

Après un mois de repos, vous reprendrez la cure; et

après un nouveau repos, vous la reprendrez encore, en restreignant sa durée. Vous cesserez enfin lorsque les organes digestifs exécuteront eux-mêmes leur déjection.

# CHAPITRE X

### De l'irritation du Rectum, des Hémorrhoïdes et de l'action équivoque de l'Aloès.

L'accumulation des matières fécales, constante ou assidûment renouvelée, irrite la muqueuse du rectum, blesse ses vaisseaux et provoque la formation d'hémorrhoïdes chez les sujets prédisposés.

L'aloès du Cap est un remède palliatif de la constipation opiniâtre : mais les uns prétendent qu'il stimule et fluxionne la muqueuse du rectum et provoque des pertes de sang, tandis que les autres soutiennent qu'il guérit tout ensemble et l'irritation et la congestion sanguine et le flux hémorrhoïdal.

Examinons brièvement les faits allégués en faveur de l'une et de l'autre opinion.

Je commence par les médecins qui n'ont voulu voir que les effets stimulants de l'action de l'aloès.

L'aloès du Cap irrite certainement la muqueuse du rectum, mais cette irritation ne dépasse pas en général les bornes d'une fluxion sanguine simple et résoluble.

G. Barbier, qui a bien étudié cette partie de l'action de l'aloès, rapporte les faits suivants :

« Huit à dix heures après avoir pris 10 à 30 centigrammes d'aloès, on éprouve quelques légères coliques, une ou plusieurs déjections.

« Si, pendant quelques jours, on en continue l'usage, on ressent une chaleur mordicante, une cuisson dans la partie inférieure du rectum. La tuméfaction de la membrane muqueuse fait qu'après l'expulsion des matières fécales, on croit qu'il doit encore sortir quelque chose ; on tente de nouveaux efforts....

« 10 à 20 centigrammes d'aloès causent toujours, dix à douze heures après leur ingestion, des évacuations alvines ; cette faible quantité détermine, dès le second ou le troisième jour, des flatuosités, des chaleurs avec cuisson à l'anus, des selles liquides, mais toujours tardives et peu abondantes ; enfin, des phénomènes qui prouvent que les muqueuses du colon et du rectum sont affectées d'une irritation prononcée.

« Administré en lavement à la dose de 8 à 16 grammes, l'aloès paraît attaquer très faiblement la surface intérieure des intestins. Ce lavement, gardé plusieurs heures, ne cause pas de chaleur abdominale, point de coliques fortes, point de pneumatose intestinale... On le rend, et il n'y a pas d'effets ultérieurs, ou il y a, quelque temps après, une ou deux selles de consistance molle, peu abondantes, sans coliques, sans chaleur au fondement. Seulement, si on continue de prendre ce lavement pendant plusieurs jours, les évacuations restent toujours modérées, mais il survient des coliques et ordinairement de la cuisson à l'anus ; les selles prennent une fétidité qui a quelque chose de particulier...

« Des suppositoires de beurre de cacao, chargés de 30 à 40 centigrammes d'aloès, introduits dans le rectum, causent un sentiment de cuisson à l'anus et une chaleur qui se propage même dans les parties voisines. Ces légers désordres ne durent pas. »

G. Barbier fait observer que les effets irritants ne sont pas en rapport avec la quantité d'aloès administrée, et que les petites doses opèrent autant que les grandes. Ainsi, par exemple, alors que 10 centigrammes pourront irriter vivement la muqueuse, 1 gr. 20... 1 gr. 80 pourront ne produire que des effets peu marqués ou presque nuls... Souvent les évacuations seront si peu abondantes et si rares, il y aura si peu de troubles intestinaux, que les malades déclareront qu'ils n'ont point été purgés (1).

J'ai dit que l'irritation provoquée par l'aloès du Cap était en général modérée; mais je ne dois pas laisser ignorer que, dans certains cas, elle peut être fort intense.

Une jeune dame de mon voisinage prend pour se purger une forte dose d'aloès, que lui donne inconsidérément un apprenti pharmacien. L'effet de l'aloès s'étant produit, cette dame éprouve des ténesmes, des douleurs aux reins, rejette par l'anus des mucosités sanguino-

---

(1) G. Barbier, *Traité élémentaire de matière médicale;* 4^me édit. Paris, 1837, in 8°; t. III, p. 162 et suivantes.

lentes, elle a des envies fréquentes d'uriner, etc., et présente enfin tous les symptômes d'une violente phlegmasie
de la muqueuse du rectum. Cette inflammation aloétique
dure plusieurs jours.

J. Fothergill prétend avoir observé, dans des cas analogues, non seulement l'hémorrhagie rectale, mais
aussi l'hémorrhagie utérine, en même temps que les
symptômes de la phlegmasie de la muqueuse que je
viens de signaler (1).

En examinant de près les caractères de la fluxion que
produit l'aloès sur la muqueuse du rectum, on constate
que cette fluxion est hémorrhagique. Et ce caractère
lui est si particulier, que les médecins ont toujours considéré l'hémorrhagie rectale ou le flux hémorrhoïdaire
comme un des effets constants de l'action de l'aloès.

J. Mésué signale expressément cet effet et déclare
même qu'il est fâcheux ; mais il affirme que c'est le seul
inconvénient qu'on puisse reprocher à l'aloès.

« L'emploi constant de l'aloès, dit Gabriel Fallopia,
fait couler les veines hémorrhoïdales. J'ai constaté ce
fait plus de mille fois ; et, sur cent individus qui font un
usage journalier de l'aloès comme laxatif, vous en
trouverez quatre-vingt-dix affectés de pertes de sang
par l'anus. Supprimez l'aloès, l'hémorrhagie cessera.
Lorsque je veux faire couler les veines hémorrhoïdales,
ce qui m'arrive fréquemment, j'administre l'aloès à dose

---

(1) J. FOTHERGILL, *Med. observ. and inquiries*, vol. **V.**, p. **173.**

modérée, mais plusieurs fois répétée (*aliquot vicibus*), et ce procédé me réussit (1). »

J'arrive aux médecins qui soutiennent une opinion opposée et affirment que l'aloès du Cap guérit les fluxions du rectum et arrête l'écoulement hémorrhoïdal.

P. Dioscoride dit que l'aloès supprime le flux hémorrhoïdal (2). Il paraît qu'Avicenne s'en servait avec avantage dans la curation des hémorrhoïdes fluentes. Stahl, Cullen, Giacomini et d'autres encore, quoiqu'en petit nombre, ont suivi cette pratique.

« Il serait contraire à l'observation journalière, dit Giacomini, de considérer l'aloès comme échauffant, stimulant, irritant et propre à produire les hémorrhoïdes ; il ne produit pas plus les hémorrhoïdes que tout autre purgatif. Que si, quelquefois, les hémorrhoïdes se sont déclarées après l'administration de l'aloès, ainsi que plusieurs le certifient, il faut croire que ce résultat n'a eu lieu que comme une conséquence de la maladie même pour laquelle on l'avait prescrit, puisque, depuis le temps que j'en fais usage et que je l'ordonne continuellement à plusieurs de mes malades, cet effet ne s'est jamais produit (3). »

---

(1) Gabriel FALLOPIA, *De medicamentis purgantibus simplicibus. Opera omnia in unum congesta.* Francofurt., 1600 ; p. 109, ligne 46.

(2) PED. DIOSCORIDE, *De Materia medica.* Lugduni, 1547 ; in-32, p. 226.

(3) Voyez G.-A. GIACOMINI, *Tr. philos. et expér. de Mat. méd. et de thérap.*, traduit de l'italien par Mojon et Rognetta. Paris, 1839 ; in-8°, p. 523.

Après avoir consommé en trois ans 120 grammes d'aloès, depuis 1 gr. 35 jusqu'à 5 grammes en vingt-quatre heures, Giacomini affirme qu'il n'a jamais éprouvé ni fluxion rectale ni perte de sang par l'anus.

Un examen plus attentif de l'action de l'aloès a permis de constater cependant que, s'il est facile de produire un peu de chaleur ou de fluxion au rectum et à l'anus avec expulsion de quelques mucosités sanglantes, il n'est pas du tout aisé de produire une véritable hémor-rhagie. Mais cet examen a montré que le rectum se fluxionne, que le sang coule à peu près constamment chez ceux qui déjà ont le rectum fluxionné ou sur le point de l'être : ce sont donc les hémorrhoïdaires qui ressentiront surtout l'effet irritant de l'aloès.

Ce que j'ai vu me permet d'affirmer la vérité de cette observation déjà ancienne. G. Barbier, d'ailleurs, après avoir fait un long usage de l'aloès, la confirme également.

« Je ne crois pas, dit-il, que l'aloès provoque aussi souvent qu'on le dit la fluxion hémorrhoïdale.

« Je pense qu'il en est de l'aloès pour les hémorrhoïdes comme des emménagogues pour le flux menstruel. Quand la nature prépare les règles, quand elle est disposée à établir la congestion utérine, les emménagogues la favorisent, ils en hâtent la formation ; mais quand la nature ne s'y prête pas, ces médicaments restent sans influence sur la menstruation.

« De même, l'aloès peut bien exciter les hémorrhoïdes chez les individus qui y sont prédisposés ou qui en ont déjà éprouvé les atteintes ; mais sur ceux qui ne présentent pas ces conditions, l'aloès ne produit qu'un effet laxatif.

« Je connais une dame qui prend depuis cinq ans, tous les jours, une pilule composée de 5 centigrammes d'aloès et de 5 centigrammes d'extrait de quinquina ; elle ne va pas du bas quand elle interrompt l'emploi de ces pilules. Elle a maintenant pris plus de 90 grammes d'aloès : elle n'a jamais ressenti de fluxion hémorrhoïdaire.

« Un homme atteint de paraplégie a pris tous les jours, pendant deux ans, quatre pilules qui contenaient 30 centigrammes d'aloès, ce qui fait 225 grammes de cette substance : il n'a pas d'hémorrhoïdes (1). »

Ainsi, nous ne devons pas en douter : l'aloès du Cap irrite le rectum et provoque le flux hémorrhoïdal ; et ce même aloès supprime l'irritation du rectum et tout ensemble les hémorrhoïdes. Eh bien, la raison de cette action complexe, qui paraît contradictoire et qui n'est qu'équivoque, est assez facile à donner.

L'aloès est laxatif : or, si la muqueuse du rectum est irritée, si les hémorrhoïdes coulent et que ces désordres soient provoqués par la constipation et la rétention des matières fécales, l'aloès du Cap, en dissipant la constipation, fera cesser ses effets, c'est-à-dire l'irritation du rectum et le flux hémorrhoïdal.

---

(1) G. BARBIER, *Loc. cit.*, p. 168.

J'observe que tout autre laxatif, un emploi régulier, par exemple, des eaux de Châtel-Guyon, produirait le même résultat.

« On peut donner l'aloès aux hémorrhoïdaires, dit G. Cullen, car les hémorrhoïdes sont le plus souvent causées par la constipation (1). »

Prenez maintenant un homme non constipé, sujet au flux hémorrhoïdal, chez lequel les vaisseaux du rectum actuellement congestionnés ne laissent pas partir le sang, et donnez des doses médiocres d'aloès, assidûment renouvelées : il y a tout lieu de croire que les phénomènes observés par G. Fallopia se reproduiront et que, dans ces circonstances, l'hémorragie apparaîtra.

Nous avons vu G. Fallopia transformer en action médicinale cette espèce d'hémorrhagie que J. Mésué considère comme préjudiciable. J'ignore s'il est l'auteur de cette transformation. Le fait est qu'après lui, et sur ses affirmations, les médecins ont usé et, disons-le franchement, ont usé sans raison de cette action de l'aloès, surtout en Allemagne, dans l'école de Stall, où cet abus s'éleva au plus haut degré.

De quelques observations, d'ailleurs fort intéressantes et vraies, sur l'utilité de l'hémorrhagie rectale pour résoudre certains états fluxionnaires, on déduisit que cette perte sanguine était absolument indispensable à l'état de santé dans l'âge mûr et dans la vieillesse ;

---

(1) G. Cullen, *Traité de matière médicale*, traduit de l'anglais par Bosquillon. Paris, 1790 ; in-8°, t. II, p. 549.

et, pendant un temps, chacun voulut avoir ses hémorrhoïdes : ce fut comme un préservatif universel.

Aujourd'hui, nous attachons peu d'importance à cet
effet de l'aloès. Comme G. Cullen, nous ne tenons pas
à le produire ; et, quand nous cherchons à l'obtenir, ce
n'est qu'à titre complémentaire : car, en même temps que
nous voulons fluctionner le rectum et faire couler les
hémorrhoïdes, nous tenons à exciter les déjections.

Les hémorrhoïdaires sont souvent affectés de constipation et de dyspepsie, pour ne pas dire toujours, et
c'est sans doute à de pareils individus qu'il faut rapporter les succès de G. Fallopia.

Que conclure au point de vue pratique? — Que, pour
guérir les hémorrhoïdes, il faut combattre la constipation,
et qu'il faut la prévenir quand elle n'existe plus.

Mais lorsque les hémorrhoïdes sont instantes, ou à
leur période d'état, il importe de favoriser, par le régime
de vie, les effets des laxatifs et des stomachiques laxatifs ; or, je ne connais rien de supérieur, après l'emploi
du régime alimentaire ci-dessus indiqué à propos de
la constipation, que l'usage quotidien du melon mûr à
point et d'un verre d'eau fraîche simple ou légèrement
édulcorée et aromatisée pris le soir au coucher, à laquelle
on substituera de temps à autre, par périodes réglées, de
l'eau minérale de Châtel-Guyon.

Ce même traitement vous donnera d'excellents résultats chez les graveleux, qu'ils soient ou ne soient pas
hémorrhoïdaires.

# CHAPITRE XI

## Les Grains laxatifs.

Les compositions aloétiques les plus usitées sont mal conçues : l'aloès y est toujours en quantité trop élevée et, dans la plupart, associé à des drogues encore plus irritantes que lui.

La composition suivante, que j'emploie communément, est exempte de ces deux défauts. La dose d'aloès y est minime, le savon en rend l'action plus douce, et la crème de tartre lui enlève une partie de ses propriétés échauffantes :

| | | |
|---|---|---|
| Poudre d'aloès du Cap. . . | ) $\tilde{a}\tilde{a}$ 2 grammes. | |
| — de crème de tartre. | ) | |
| Savon amygdalin. . . . . | 4 — | |
| Poudre de gomme arabique | 2 — | |
| Sirop de sucre . . . . . . . | 5 gouttes | |

Mêlez avec soin les poudres et le savon, ajoutez le sirop de sucre. Faites une masse et divisez-la en petites boules que vous dorerez.

Je donne un, deux ou plusieurs de ces grains, soit en une fois, soit en deux ou trois prises, aux repas, suivant le degré de sensibilité des organes digestifs.

Il s'agit de faire prendre juste ce qu'il faut d'aloès pour obtenir une déjection quotidienne régulière.

# CHAPITRE XII

### De la Dyspepsie stercorale.

Je donne ce nom au trouble des fonctions digestives lié à l'accumulation habituelle des matières fécales.

Un caractère remarquable de la Dyspepsie stercorale est le besoin fréquent d'exonération qui survient immédiatement après chaque repas. L'abdomen, déjà plein, se trouve rempli outre mesure, en quelques instants, par l'ingestion des matières alimentaires, et le sujet fait effort pour se débarrasser d'un poids qui l'obsède. Effort impuissant qui ne peut que jeter le trouble dans les mouvements de l'estomac et qui, agissant sur le système entier des vaisseaux, peut même devenir funeste ! Dans de tels cas, craignez, en effet, l'attaque d'apoplexie.

Les eaux minérales naturelles de Châtel-Guyon sont le meilleur remède de cette espèce de dyspepsie. Sous leur influence, l'intestin se nettoie, se dégage, reprend son activité, et l'on voit disparaître rapidement les troubles de la digestion.

A cause de l'excitabilité anomale de l'estomac, que présentent la plupart des sujets affectés de Dyspepsie stercorale, on commencera la cure par l'administration de doses faibles, comme serait, par exemple, un demi-verre d'eau le matin à jeun, et l'on augmentera cette dose progressivement, jusqu'à ce que l'action stomachique laxative soit bien établie.

D'ailleurs, on peut aller plus hardiment, quand l'estomac n'est pas très profondément affecté.

Mais le vrai moyen d'obtenir une guérison prompte et sûre est de ne jamais laisser les sujets se mettre à table qu'ils n'aient, au préalable, nettoyé complètement leur gros intestin.

La Dyspepsie stercorale a nécessairement l'influence la plus étendue sur les fonctions nutritives. Cette influence n'est d'ailleurs qu'un cas particulier des troubles de l'activité altérante qui sont sous la dépendance des digestions imparfaites.

Aux digestions imparfaites correspondent, parmi tant d'autres états morbides, des lésions du foie, une bile mal élaborée et les Calculs biliaires, l'Anémie, la Gravelle, enfin certaines espèces de Diabètes et d'Obésités.

Si les digestions imparfaites qui causent, entretiennent et aggravent ces affections, rentrent dans le genre de la Dyspepsie stercorale, nul doute que la curation de cette dyspepsie n'ait sur elles l'influence la plus étendue. De là découle l'utilité manifeste d'un nettoyage exact des voies digestives, par les eaux minérales naturelles de Châtel-Guyon, dans les maladies du foie et la Lithiase hépatique, dans la Gravelle, l'Anémie, le Diabète et l'Obésité.

# CHAPITRE XIII

## De l'application des stomachiques laxatifs
## aux apoplectiques.

Ordinairement, les apoplectiques sont constipés ; et, contre cette espèce de constipation, les médecins ont employé de tout temps les stomachiques laxatifs. Ils se proposent en agissant ainsi :

1° D'entretenir l'énergie des fonctions digestives ;

2° De parer à la rétention des matières fécales ;

3° De créer un centre d'irritation fluctionnaire dans le rectum.

Le ventre libre et la digestion prompte et parfaite sont des conditions nécessaires à la santé des apoplectiques. La constipation leur est funeste.

La constipation provoque par elle-même des mouvements de fluxion vers la tête, soit par sympathie, soit par l'intermédiaire d'efforts exagérés de déjection. Or, ces troubles vasculaires, qui peuvent survenir à des sujets dont l'encéphale ne présente aucune lésion manifeste, surviendront bien plus aisément à ceux dans le cerveau desquels une lésion existante servira de point d'appel à la fluxion.

En cherchant à créer un centre fluxionnaire sur le rectum, nettoyé assidûment chaque jour, les médecins ont pour but de détourner le mouvement congestif des parties encéphaliques. Mais ce but est trop souvent chimérique, bien qu'on se fonde, pour y tendre, sur ce fait que, dans certains cas, l'attaque d'apoplexie a été consécutive de la suppression inopinée d'hémorrhoïdes fluentes, et sur cet autre fait que, parfois, on a vu disparaître des symptômes d'apoplexie, lorsque des hémorrhoïdes sèches sont venues à fluer.

Les eaux minérales naturelles de Châtel-Guyon sont utiles aux apoplectiques : elles dissipent et préviennent la congestion cérébrale liée à l'accumulation des matières fécales. Mais elles sont particulièrement profitables aux personnes qu'un travail intellectuel forcé et des habitudes trop sédentaires rendent sujettes à la constipation opiniâtre et aux fluxions vers la tête.

## CHAPITRE XIV

### Que le nettoiement des intestins est nécessaire aux personnes qui délirent, qui ont le moral affecté ou qui souffrent de maux de nerfs.

L'homme constipé vaque à ses affaires et s'occupe avec autant d'assiduité que l'homme dont les déjections sont aisées; mais il est toujours en souci, préoccupé, malheureux, et le malaise perpétuel qu'il éprouve s'accroît à proportion de la masse des matières accumulées dans l'intestin. La constipation habituelle, opiniâtre, engendre l'Hypocondrie.

Chez les femmes nerveuses, elle entretient et aggrave l'État vaporeux ; elle provoque même des attaques de maux de nerfs. Les deux principaux repas se faisant, pour l'ordinaire, à onze heures du matin et à sept heures du soir, les résidus de la digestion s'amassent, vers la fin de la nuit, dans les dernières parties du gros intestin. A peine levée, la femme éprouve le besoin d'aller à la garde-robe. Elle fait des efforts sans résultat; et c'est justement alors qu'apparaissent les désordres vaporeux occasionnés par l'accumulation des matières fécales. Les désordres vont s'accroissant jusqu'à ce qu'enfin la femme, poussée à bout, évacue spontanément le contenu du rectum, dans un effort extraordinaire et douloureux, ou bien artificiellement et avec moins de douleur.

La toilette des intestins est décidément de première nécessité chez toute personne qui délire, dont le moral est affecté ou qui souffre de maux de nerfs.

## CHAPITRE XV

### Des affections de l'Utérus et de la douche rectale

Les affections utérines sont des maladies qu'on peut combattre efficacement au moyen des eaux de Châtel-Guyon.

Les médecins de cette station ont constaté, en effet, que leurs eaux réussissent parfaitement dans les cas de métrorrhagies atoniques, de leucorrhée ancienne, de métrite et de périmétrite chroniques, d'ovarite, de congestions douloureuses liées aux déplacements de l'utérus, dans les retards ou suppressions des règles. Ils disent même qu'à l'âge critique, une cure à Châtel-Guyon est en quelque sorte indispensable aux personnes qui éprouvent quelque malaise causé par la cessation du flux cataménial.

La constipation qui accompagne et aggrave presque constamment les affections de l'utérus légitime ce traitement. Je ne crois pas nécessaire de considérer ici l'influence qu'il exerce sur ces maladies par son action excitante, tonique, hématosique et laxative; je veux présenter simplement une idée du mode d'action de la douche rectale, qu'on y emploie souvent avec un véritable succès.

La douche ascendante rectale, reçue sous une faible pression, comme de $1^m,50$ à 3 mètres au plus, pénètre de force à travers l'orifice anal, arrive dans le rectum et y excite des mouvements qui, soutenus par l'arrivée constante de l'eau, se propagent à l'$S$ iliaque et aux colons. Ces mouvements antipéristaltiques poussent l'eau, avec des retours de contractions plus fortes et souvent douloureuses, jusqu'à la valvule iléo-cœcale. En même temps surviennent un besoin irrésistible d'aller et des efforts d'expulsion qui chassent pêle-mêle des fragments de matières fécales et l'eau injectée.

Ces deux sortes de mouvements sont d'autant plus énergiques que l'eau minérale est plus chargée de gaz. Leur répétition quotidienne, appliquée avec prudence, rétablit la sensibilité de la muqueuse rectale et avec elle l'habitude d'une exonération périodique se renouvelant régulièrement chaque jour.

Cette espèce de nettoiement des parties rectales des voies digestives, en remédiant à la constipation, fait cesser bien des symptômes et des complications des maladies utérines et aide puissamment à leur guérison.

# CHAPITRE XVI

### Remarques sur les Eaux minérales purgatives artificielles.

L'eau de Châtel-Guyon, bue à sa source, est laxative et devient même purgative lorsqu'on en prend une dose forte. Transportée, elle perd ses qualités purgatives et ne possède plus l'action laxative que d'une manière incertaine. Elle forme alors un agent principalement stomachique, dont on trouvera plus loin les applications.

On pourrait, à la rigueur, faire de Châtel-Guyon transporté un médicament purgatif en y ajoutant une dose suffisante de sels cathartiques ; et cette eau, sans doute, serait aussi naturelle, aussi prompte dans ses effets, que les eaux purgatives venues d'Allemagne, de Bohême et de la Hongrie.

Mais j'avoue qu'une telle fabrication serait sans objet ; car, à mon sens, les eaux minérales purgatives dites naturelles, prises loin des sources, n'ont aucun avantage sur les artificielles. Je préfère même ces dernières, dont la composition est plus simple, plus régulière, plus constante, et qui, étant très chargées de gaz, traversent plus aisément l'estomac.

La Pharmacopée française de 1866 donne trois espèces d'eaux minérales purgatives artificielles et les décrit sous les noms d'*Eau saline purgative*, d'*Eau magné-*

*sienne* et de *Limonade purgative au citrate de magnésie.*
Je vais indiquer leur composition, la manière de les
préparer, leur action, et je dirai enfin quelques mots de
leurs usages.

Étudions d'abord l'eau saline purgative vulgairement
appelée *Eau de Sedlitz.* On la prépare de la manière
suivante :

Sulfate de magnésie . . . . . . . . 30 grammes.
Eau gazeuse simple . . . . . . . . 650 —

Faites dissoudre le sulfate de magnésie dans une petite
quantité d'eau ; filtrez la solution, versez-la dans la bouteille et remplissez avec l'eau gazeuse.

L'eau saline purgative peut être également rendue
gazeuse au moyen de l'acide carbonique dégagé du bicarbonate de soude par l'acide tartrique ; à cet effet, vous
ferez usage de la formule suivante :

Sulfate de magnésie . . . . . . . . . 30 grammes.
Bicarbonate de soude . . . . . . . . 4 —
Acide tartrique en cristaux . . . . . 4 —
Eau . . . . . . . . . . . . . . . . . 650 —

Faites dissoudre dans l'eau le sulfate de magnésie et
le bicarbonate de soude ; filtrez la solution, mettez-la
dans la bouteille et ajoutez l'acide tartrique ; bouchez
aussitôt et fixez le bouchon solidement. Préparez de

même des eaux salines purgatives contenant 45 et 60 grammes de sulfate de magnésie.

Suivons, chez l'homme bien portant, les effets du sulfate de magnésie dissous dans l'eau, et donné en une fois.

Au-dessous de 15 grammes, le sulfate de magnésie, pris à jeun, produit, d'après Giacomini, de la langueur d'estomac, réveille l'appétit, excite la soif et bientôt après la sueur. On observe aussi parmi ses effets de fréquentes envies d'uriner..

Au-dessus de 15 grammes, il donne lieu à des évacuations intestinales liquides qui, cependant, ne se répètent pas longtemps.

Au-dessus de 45 grammes, le sulfate de magnésie provoque de fortes nausées et même le vomissement.

Giacomini dit qu'il a vu donner 60 grammes de sulfate de magnésie en une prise sans qu'il survînt ni nausées ni évacuations gastro-intestinales. Mais on observa des frissons, de la pâleur du visage, de l'impuissance motrice et du tremblement des membres, enfin des défaillances répétées.

Chez une personne délicate, 45 grammes provoquèrent des désordres plus intenses et accompagnés de vomissements, mais sans évacuations alvines (1).

Rognetta affirme qu'il a souvent obtenu la purgation avec quelques grammes seulement de sulfate de magné-

---

(1) G.-A. Giacomini, *Tr. philos. et expérim. de Mat. méd. et de thérap.*, trad. de l'Italien par Mojon et Rognetta. Paris, 1839; in-8°, p. 511.

sie en l'administrant à l'état solide, de la façon que voici :
Faites fondre peu à peu le sulfate de magnésie dans la bouche et avalez la salive chargée de ce sel (1).

L'eau saline purgative, prise par verrées, de demi-heure en demi-heure, produit en général les effets suivants :

Sensation désagréable à l'estomac, légère anorexie, quelques coliques peu intenses, évacuations séro-bilieuses entraînant d'abord les matières fécales contenues dans l'intestin. En même temps, soif assez vive, pâleur du visage, réfrigération facile, concentration du pouls qui n'est pas sensiblement ralenti.

La quantité totale des urines a du rapport et avec la perte humorale par l'intestin et avec l'eau ingérée pendant l'effet purgatif. Elle est, en somme, diminuée.

Les premières évacuations sont abondantes et rapprochées ; puis elles s'éloignent, et la quantité des matières diminue notablement. Le volume des excréments varie, suivant les cas, d'un demi-litre à deux litres ou à peu près.

Dans certaines circonstances impossibles à prévoir, l'action du sulfate de magnésie peut être fort intense. J'ai vu l'eau saline purgative provoquer un choléra accidentel. Ce choléra n'est pas grave, et il suffit d'une dose modérée de laudanum de Sydenham, par exemple, et d'un peu d'eau-de-vie pour le dissiper.

L'eau saline purgative laisse à sa suite un certain degré de constipation qui ne dure pas.

---

(1) *Biblioth. du Méd. Pratic.*, T. XIV : *Traité de Mat. méd. et de thérap.*; in-8°. Paris, 1850, p. 628.

Notre [Pharmacopée présente la limonade purgative au citrate de magnésie sous deux formes : ou *gazeuse* ou *non gazeuse*. C'est sous la première de ces formes qu'il faut, je crois, la prescrire ordinairement. Voici la manière de la préparer :

Acide citrique . . . . . . . . . .     30 grammes
Hydrocarbonate de magnésie. . . .     18     —
Eau. . . . . . . . . . . . . . . .    300     —
Sirop de sucre incolore . . . . . .   100     —
Alcoolature de zestes de citrons . .    1     —

Faites dissoudre dans l'eau l'acide citrique, ajoutez le carbonate de magnésie, et, lorsque la réaction sera terminée, filtrez la solution dans la bouteille même qui contiendra le sirop aromatisé.

Pour obtenir cette limonade à l'état gazeux, remplacez 4 grammes d'hydrocarbonate de magnésie par 4 grammes de bicarbonate de soude, que vous introduirez dans la bouteille au moment de la boucher.

Les doses indiquées ci-dessus donnent la limonade purgative à 50 grammes de citrate de magnésie par bouteille. Préparez de même la limonade à 30 grammes, en employant : Acide citrique, 18 gr.; Hydrocarbonate de magnésie, 10 gr. 80. Et celle à 40 grammes avec : Acide citrique, 24 gr.; Hydrocarbonate de magnésie, 14 gr. 40.

On peut, en remplaçant l'alcoolature de citron par celle de zestes d'oranges, ou en substituant au sirop aromatisé indiqué ci-dessus celui de groseilles, de cerises, de grenadine ou tout autre, obtenir des limonades purgatives variées, selon le goût des malades.

La limonade purgative au citrate de magnésie peut se préparer instantanément au moyen de la poudre composée à laquelle la Pharmacopée française donne le nom de *Limonade sèche au citrate de magnésie.*

Voici la formule de cette composition et la manière d'en faire usage :

| | | |
|---|---|---|
| Magnésie calcinée . . . . . . . . . . . . . . | 6 gr. | 50 |
| Hydrocarbonate de magnésie . . . . . . | 6 — | » |
| Acide citrique . . . . . . . . . . . . . . | 30 — | » |
| Sucre blanc. . . . . . . . . . . . . . . . | 60 — | » |
| Alcoolature de zestes de citrons . . . . | 1 — | » |

Pulvérisez grossièrement ensemble le sucre et l'acide citrique ; mélangez-y les autres substances et enfermez la poudre dans un flacon à large ouverture.

Si l'on veut que la limonade soit gazeuse, on met la poudre avec de l'eau froide dans une bouteille que l'on bouche avec soin, en fixant le bouchon au moyen d'une ficelle ; dans le cas contraire, on fait dissoudre la poudre à l'air libre, dans l'eau froide ou mieux encore dans l'eau chaude. La dose indiquée ci-dessus représente 50 grammes de citrate de magnésie cristallisé.

Le citrate de magnésie est peut-être un peu moins actif que le sulfate. La limonade purgative au citrate de magnésie contenant 50 grammes de sel provoque, en effet, une diacrise intestinale comparable pour l'intensité à la diacrise provoquée par l'eau saline purgative, qui contient 30 grammes seulement de sulfate de magnésie. D'ailleurs, les effets obtenus par l'une et l'autre préparation sont semblables, à cela près que les humeurs évacuées avec le citrate sont un peu moins séreuses et que l'action de ce sel se maintient pendant un temps peut-être plus long.

L'expérience suivante fera connaître les effets que produit dans l'homme la limonade au citrate de magnésie, c'est-à-dire 50 grammes de ce sel.

Un homme d'âge moyen, bien portant, prend par fantaisie une limonade purgative gazeuse au citrate de magnésie.

Première prise, à 7 heures 30 minutes du matin ;

Deuxième prise, à 8 heures ;

Troisième prise, à 8 heures 45 minutes.

A 8 heures 20 minutes, il ressent quelques mouvements d'intestin, avec une sensation de plénitude abdominale.

A 8 heures 30 minutes, quelques coliques.

A 8 heures 55 minutes, besoin d'aller. Malaise, coliques légères.

A 9 heures, évacuation très abondante à trois reprises. D'abord, matières fécales moulées, avec une faible quantité de matières liquides ; ensuite, mélange à partie à peu près égale de ces deux sortes de matières ; finalement, matières liquides, dans lesquelles flottent des grumeaux bruns. La couleur de ces matières est brune et leur odeur forte. L'évacuation est terminée à 9 heures 10 minutes. Le sujet éprouve un certain soulagement.

A 9 heures 30 minutes, nouvelle évacuation liquide, mais moins abondante. Pas de coliques, émission d'une petite quantité d'urine. Cette évacuation finit à 9 heures 40 minutes. La bouche est sèche. Besoin de boire. Ingestion d'un bol de bouillon aux herbes.

A 11 heures 30 minutes, troisième évacuation. Elle est moins abondante encore. Une petite quantité d'urine est rendue.

A 12 heures, notre homme déjeune de bon appétit.

A 2 heures 30 minutes, une évacuation insignifiante.

A 7 heures, dîner prié.

Il fit honneur au repas, fut gai convive et nous rappela, au dessert, que Jules César avait coutume de se nettoyer les voies digestives quand il devait assister à quelque souper de gala.

Tel est, en général, l'effet de la limonade purgative au citrate de magnésie. J'ai observé quelquefois une évacuation tardive le lendemain matin.

Les suites de cette purgation sont d'ailleurs semblables à celles de l'eau de Sedlitz.

Arrivons enfin à l'eau magnésienne dite *Magnésie liquide*. Prenez pour la préparer :

Sulfate de magnésie. . . . . . . . . . .     53 gr.   »
Carbonate de soude cristallisé . . . . .     70 —    »

Faites dissoudre séparément chacun des deux sels dans une quantité d'eau suffisante; filtrez. Mettez la solution de sulfate de magnésie dans une capsule de porcelaine ou dans une bassine d'argent, portez à l'ébullition; ajoutez la solution de carbonate de soude et faites bouillir jusqu'à ce qu'il ne se dégage plus d'acide carbonique. Laissez déposer; décantez la liqueur surnageante, et lavez avec soin le précipité d'hydrocarbonate de magnésie. Délayez ensuite ce précipité dans 650 grammes d'eau, puis introduisez le mélange liquide dans l'appareil à eaux minérales, pour le saturer d'acide carbonique. Après l'avoir laissé pendant vingt heures en contact avec un excès de ce gaz, retirez-le de l'appareil, passez-le à travers une étoffe de laine pour en séparer la partie qui n'est pas entièrement dissoute; remettez dans l'appareil le liquide filtré et saturez-le d'acide carbonique ; puis mettez en bouteille.

L'eau magnésienne ainsi préparée contient une quantité de magnésie correspondant à 20 grammes d'hydrocarbonate. Elle produit des effets comparables à ceux du citrate de magnésie.

J'ai fait quelques expériences pour déterminer la dose active *minimum* de l'hydrocarbonate de magnésie. La suivante servira d'exemple :

J'ai choisi un homme en santé, naturellement constipé, placé d'ailleurs dans de bonnes conditions hygiéniques, et je lui ai donné chaque jour des doses croissantes de *poudre de magnésie blanche*. Or, voici ce que j'ai observé:

Le premier jour, le sujet en expérience a pris 1 gramme de poudre de magnésie blanche et n'a rien éprouvé.

Le deuxième jour, il en a pris 2 grammes sans effet.

Le troisième jour, la dose a été portée à 3 grammes et demi en une prise : rien encore.

Le quatrième jour, enfin, ayant pris d'un coup 5 grammes de cette poudre, l'effet laxatif a été très manifeste.

Les eaux minérales purgatives artificielles conviennent à tous les cas où l'encombrement des voies digestives forme l'indication principale. Elles conviennent surtout lorsque cet encombrement se complique, comme dans la dysenterie, d'une inflammation plus ou moins vive des intestins.

On les emploie également, avec avantage, lorsqu'il s'agit d'évacuer les matières putréfiées qui s'amassent journellement dans les voies digestives pendant le cours de la *fièvre typhoïde* et autres maladies qui s'accompagnent d'*ulcérations intestinales*.

Enfin, ces eaux sont un des bons remèdes de l'*entérite* et de l'*entéro-colite catarrhales*. Mais il y a une certaine différence entre les eaux purgatives artificielles et l'eau de Châtel-Guyon prise à sa source par rapport au traitement des inflammations gastro-intestinales qui exigent l'emploi des évacuants purgatifs : les premières conviennent à l'état aigu et la seconde à l'état chronique de ces phlegmasies.

Indépendamment des qualités laxatives et purgatives communes, l'eau magnésienne possède une propriété spéciale qui doit la faire préférer dans certains cas de nettoyage. L'hydrocarbonate de magnésie se combine aisément, comme on sait, aux acides ; et, dès lors, la magnésie liquide est indiquée lorsqu'il s'agit de débarrasser l'estomac d'acides ingérés par erreur ou de composés acides développés dans la cavité gastrique sous l'influence de mauvaises digestions.

# LIVRE DEUXIÈME

---

## DU NETTOIEMENT DES VOIES DIGESTIVES

## PAR LE VOMISSEMENT.

---

## CHAPITRE PREMIER

### Des cas dans lesquels les médecins provoquent
### le vomissement.

Le nettoyage des voies digestives par le vomissement
est moins naturel que par la déjection : il ne s'applique
d'ailleurs qu'à l'estomac et à la partie duodénale des
intestins, mais il est plus expéditif. On l'a fait servir
autrefois aux jouissances de la table même. Oui, la
mode a voulu que l'on nettoyât son estomac chargé
d'aliments pour le remplir aussitôt : on vomissait et l'on
retournait à table ! Faut-il croire qu'un usage si dégoû-
tant fût reçu à Rome dans la meilleure société ? Aujour-
d'hui, nous abandonnons cette façon de se vider aux
ivrognes et aux gloutons qui s'indigèrent maladroite-
ment.

Les médecins provoquent le vomissement, pour débarrasser et nettoyer l'estomac, dans les cas d'*empoisonnement*, d'*indigestion* ou d'*accumulation* de matières humorales et alimentaires dont l'organe, lésé d'ailleurs, ne peut pas se débarrasser.

Ils le provoquent encore pour remédier à ces formes morbides qu'on nomme *états gastriques, états bilieux*, et que nos Anciens appelaient *fièvres saburrales, muqueuses, bilieuses, gastriques, bilieuses putrides des premières voies*, etc., etc.

Je ne considérerai le vomissement que par rapport à ces dernières affections.


## CHAPITRE II

### De l'action du vomissement dans l'État gastrique

Si j'en crois les médecins du dix-huitième siècle, la théorie de cette action serait assez simple.

Les fièvres gastriques, disaient-ils, sont causées par un amas de *putridités* qui encombrent et souillent les premières voies.

Ces matières corrompues irritent d'abord les organes digestifs, engendrent les digestions lentes, laborieuses et suppriment finalement l'appétit.

Absorbées, et circulant avec le sang, elles vont irriter tous les organes. Cette irritation universelle produit une chaleur contre nature et tous les symptômes de l'état fébrile.

Mais il arrive parfois qu'un organe, relativement plus faible, en éprouve une affection dominante. Alors, il se crée dans cet organe un centre de fluxion : le sang s'y jette ainsi que les humeurs peccantes qu'il traîne avec lui ; et la fièvre gastrique se transforme en une phlegmasie dont l'origine première est cette même matière putride que nous avons dit encombrer les premières voies.

Telle est la théorie : il est aisé d'en déduire la médication qui, dans l'esprit des médecins de l'époque, devait s'opposer à la formation de cette suite de phénomènes morbides. Supprimez, en effet, le foyer putride niché dans les premières voies, et, par cette action même, vous aurez coupé, comme dans leur source, la fièvre et les inflammations gastriques.

Et j'observe que, de par la théorie, le vomitif est indispensable à toutes les périodes du mal, car l'absorption de la matière nuisible ne se fait pas en une fois, mais en plusieurs fois ; souvent même, le convalescent conserve quelque chose encore du foyer putride. De là les rechutes que l'on ne peut prévenir qu'en nettoyant assidûment l'estomac.

Je ne défendrai ni n'attaquerai cette théorie séculaire qui meuble encore la tête du vulgaire et de la plupart des médecins. Vraie ou fausse, peu importe ! Car il me semble que, si le vomitif ne guérit pas l'État gastrique par la simple expulsion des putridités qui n'existent pas à coup sûr, on ne peut nier cependant qu'il n'y exerce une action de nettoiement.

En considérant l'action du tartre stibié dans l'État gastrique sous ce point de vue exclusif, on peut dire de lui qu'il nettoie et dégage l'estomac en expulsant les résidus des dernières digestions et les amas de mucosités, en séparant les enduits épithéliaux qui forment ce qu'on appelle vulgairement la *matière saburrale*, en provoquant enfin une hypersécrétion des glandes salivaires et de l'estomac, du duodénum et du foie; et qu'il dispose ainsi les organes, engourdis par la fluxion catarrhale, à recevoir l'impression des boissons et des aliments et à reprendre leur fonctionnement naturel.

Dans l'État gastrique, un vomitif donné à propos réveille incontinent l'appétit.

## CHAPITRE III

### La Potion vomitive; manière de l'administrer.

Les deux drogues simples, généralement usitées pour provoquer le vomissement, sont l'ipécacuanha annelé et le tartre stibié.

La première s'emploie sous forme de *poudre*, soit seule, soit mêlée à quelques centigrammes de tartre stibié; la seconde en *solution*.

Voici la formule de la potion vomitive que j'emploie ordinairement :

| | | |
|---|---|---|
| Eau commune. . . . . . . . . . | 200 gr. | » |
| Tartre stibié. . . . . . . . . . | 0 — | 10 |
| Sucre blanc. . . . . . . . . . | 15 — | » |
| Eau distillée de fleurs d'oranger . | 10 — | » |

Faites dissoudre le tartre stibié et le sucre dans l'eau commune ; ajoutez l'eau distillée.

Le malade étant convenablement installé pour faire effort, vomir et aller à la garde-robe sans fatigue et sans prendre froid, je donne une première cuillerée de la potion. Un quart d'heure après, j'en donne une seconde, et je continue ainsi jusqu'à ce que surviennent les vomissements.

L'état nauséeux établi, je le maintiens au même point, je l'accrois ou le diminue, en rapprochant ou en éloignant les prises.

Je suspends enfin le remède, quand j'ai lieu de croire que l'affection provoquée par le tartre stibié est parvenue à ce degré même où elle produit l'action médicinale recherchée.

Le malade est placé alors dans un lit bien chauffé. On le couvre plus que de coutume et on lui fait prendre, par tasses, du bouillon chaud, de façon à soutenir par l'action du calorique les effets du médicament.

# CHAPITRE IV

### Des rapports de la Stomatite catarrhale avec l'État gastrique.

L'État gastrique saisonnier est constitué par une fluxion catarrhale de l'estomac et du duodénum.

Cette fluxion, dans presque tous les cas, s'associe avec une stomatite développée particulièrement à la face supérieure de la langue, et aussi, fort souvent, avec une certaine nuance d'irritation catarrhale de l'intestin.

L'association à peu près constante de la Stomatite catarrhale avec l'État gastrique a fait donner à l'affection de la langue la valeur d'un signe pathognomonique par rapport au catarrhe gastro-duodénal, et les médecins ont toujours considéré cette stomatite comme indiquant l'emploi des vomitifs. C'est peut-être l'indication la plus assurée, la plus simple, la plus facile à saisir; il semble qu'on ne puisse jamais s'y tromper.

Pourtant, Max. Stoll a jugé nécessaire d'inscrire l'aphorisme suivant dans ses *Monita et Præcepta :*

« Soyez réservé dans l'emploi des vomitifs et des purgatifs; surtout ne les réitérez pas sans raison manifeste, et gardez-vous bien de prendre pour vrais des signes trompeurs de catarrhe (1). »

On peut donc abuser des vomitifs ; et, en effet, l'abus devient inévitable quand on identifie l'État gastrique avec le catarrhe buccal. Si la langue n'est pas tuméfiée, chargée, sale et jaune, on se refuse à admettre l'existence du catarrhe gastrique ; on déclare, comme le faisaient Ph. Pinel et ses élèves, que la fièvre gastrique peut exister sans affection des voies digestives, on fausse la Nosologie, et, ce qui est plus grave, on s'abstient mal à propos. Et si, au contraire, la langue reste encore chargée après le vomissement, on s'imagine que l'État

---

(1) Max. STOLL, *Aphorismes sur la connaissance et la curation des fièvres,* traduit du latin par J.-N. CORVISART. Paris, an V de la *Rép. franç.,* in-8°, p. 557, aph. 841.

gastrique existe encore et l'on réitère inconsidérément les vomitifs.

L'État gastrique, presque toujours associé d'ailleurs avec la Stomatite catarrhale, peut néanmoins exister sans cette stomatite ; et, inversement, la présence d'une langue chargée, pituiteuse ou bilieuse, n'indique pas nécessairement l'existence actuelle d'un catarrhe gastro-duodénal.

La Stomatite catarrhale liée à l'État gastrique, quand elle est bien développée, n'est pas enlevée par le vomissement. Elle survit plus ou moins au catarrhe gastrique et s'éteint peu à peu. Déjà le malade a de l'appétit, la fièvre, le mal de tête n'existent plus ; pourtant, la langue est encore saburrale, le goût est perverti... : voilà les signes trompeurs de catarrhe gastrique. Si vous ne tenez compte que de l'enduit lingual, vous réitérerez le vomitif. Ce sera bien mal à propos, car non seulement la langue ne se nettoiera pas, mais, comme le dit Max. Stoll, vous détruirez l'appétit renaissant. La Stomatite catarrhale qui survit à l'État gastrique se résout d'elle-même : elle ne mérite aucun traitement. Pourtant si, trop intense ou trop persistante, elle entravait le rétablissement des fonctions digestives par la lésion du goût qu'elle cause, les amers et les acidules seraient indiqués.

L'État gastrique peut exister avec une Stomatite catarrhale fort légère, à peine appréciable ; c'est ce que nous observons chaque jour. Mais, de plus, nous rencontrons quelquefois, et je l'ai observé tout dernièrement encore, nous rencontrons des cas décidés de catarrhe gastrique

avec une langue qui ne présente pas vraiment d'enduit
saburral.

Les malades ainsi affectés n'ont pas la bouche sensiblement mauvaise et amère ; ils n'ont ni le dégoût ni le
sentiment de plénitude ; la langue est à peu près naturelle, mais l'appétit est nul, le mal de tête marqué : il
existe enfin tous les symptômes d'une fièvre rémittente
à exacerbations vespérales. L'effet promptement heureux
du vomissement provoqué confirme la nature de la
maladie : il s'agit bien, dans ces cas, d'un État gastrique
sans catarrhe buccal.

Tous les médecins qui se sont occupés des maladies
de l'automne ont observé cette variété de l'État gastrique.
Elle est parfois d'un diagnostic difficile. C'est ici qu'il
faut rapporter les douleurs, les spasmes, les cépha-
lalgies, les points de côté, les dyspepsies, les vomissements, les diarrhées, les vertiges, les fièvres rémittentes
ou intermittentes, les faiblesses et en général tous les
désordres guéris promptement par une médication
vomitive. Ces symptômes divers appartiennent à l'État
gastrique méconnu à cause de l'absence de l'enduit
saburral. On donne alors l'émétique au hasard, on guérit
sans trop savoir pourquoi, et de là proviennent des
étonnements sans nombre. Mais si, moins heureux
ou moins bien inspiré, vous ne vous attaquez qu'au
symptôme, alors vous purgez, vous rubéfiez la peau,
vous appliquez les sangsues, les vésicatoires, vous
passez à l'opium, vous donnez de l'hydrate de chloral,
des amers, etc., et tout cela en vain.

L'État gastrique associé avec la Stomatite catarrhale exige toujours le vomitif ; mais quand il survient de légères coliques, quelques selles diarrhéiques, ou que la constipation s'accentue, alors on hésite : les uns purgent, les autres font vomir, en quelque sorte au hasard. Pourtant, il n'est pas indifférent d'administrer l'un pour l'autre le vomitif et le purgatif. Ainsi, nous savons tous que la purgation qui ne provoque pas le vomissement ne résout pas l'État gastrique aussi sûrement que le vomitif ; j'ai pu même constater plusieurs fois, dans ces dernières années, que le catarrhe gastro-duodénal, loin d'être soulagé ou guéri par la purgation, en est souvent aggravé.

## CHAPITRE V

### Comment les organes digestifs achèvent de se nettoyer après l'administration du vomitif.

L'anorexie consécutive de la Fièvre gastrique catarrhale est toujours liée à une certaine lésion de la muqueuse.

Pendant le cours de la maladie, l'inappétence est l'effet de cette lésion ; mais, après la crise, les rapports changent : c'est l'anorexie qui entretient la lésion et l'aggrave, en perpétuant l'inaction des organes digestifs.

Pour bien saisir les conditions de ce nouveau rapport, observez ce qui se passe à la langue, après que la Fièvre gastrique catarrhale s'est jugée par le vomissement.

Habituellement, les effets du vomitif ayant cessé, l'appétit se réveille, le malade mange et digère bien.

Si vous examinez la muqueuse linguale, par exemple, vingt-quatre heures après le vomissement provoqué, vous la trouverez encore épaisse, imbibée, couverte d'une desquamation épithéliale abondante, etc. Il faut donc un certain temps pour faire disparaître la lésion que la phlegmasie catarrhale y a développée. Et j'observe que cette lésion disparaît avec d'autant plus de promptitude que l'appétit renaît plus vif et que l'alimentation est plus précoce.

Sous l'influence de la mastication, les muscles de la langue se contractent, la circulation languissante s'active, les exsudats interstitiels qui imbibent la muqueuse se résorbent, les sécrétions, les formations épithéliques reprennent leurs qualités normales; et, après deux, trois ou plusieurs repas, la muqueuse présente l'aspect naturel.

Au contraire, ainsi qu'il arrive parfois, si le défaut d'appétit persiste, la langue ne se nettoie pas, la muqueuse demeure engorgée, et cela jusqu'à ce que l'appétit se réveille et que le malade prenne des aliments.

Ainsi, la lésion de la muqueuse linguale ne disparaît que progressivement, et sous l'influence de la reprise du jeu normal de l'organe. On peut admettre par analogie que les mêmes phénomènes se passent dans la muqueuse de l'estomac et du duodénum.

Si l'appétit ne se rétablit pas spontanément, s'il ne se réveille pas promptement et avec énergie après l'administration du vomitif, donnez donc quelques compositions stomachiques.

La muqueuse de la langue, de l'estomac et du duodénum reprendra ses caractères normaux à mesure que se rétablira, par le fonctionnement des organes, l'énergie première de la digestion.

# CHAPITRE VI

### De l'Acide citrique et de quelques usages de l'eau de Châtel-Guyon.

Le jus de citron à faible dose, mêlé aux sauces et aux mets, flatte le goût, réveille l'appétit, favorise la digestion et le nettoiement de l'estomac : c'est un des stomachiques les mieux appropriés à la curation de l'anorexie consécutive de la Fièvre gastrique catarrhale.

De tous les acides, dit Broussais, celui que l'estomac supporte le mieux dans la gastrite est l'acide du citron.

La limonade commune convient très bien à la période d'état de la Fièvre gastrique catarrhale. Elle flatte le goût, toujours plus ou moins altéré et émoussé ; elle rafraîchit, apaise la soif et fait cesser l'état nauséeux.

Après l'effet du vomitif, pendant la convalescence, la limonade convient encore.

Mais, dans les suites de la Fièvre gastrique catarrhale, lorsque l'anorexie persiste, on substitue avec avantage la composition suivante à la limonade commune :

Jetez le jus exprimé d'un demi-citron, par exemple,

dans une tasse d'une infusion forte de café, convenablement sucrée, et donnez chaque matin, au lever, pendant plusieurs jours.

Cette composition, qui est fort agréable d'ailleurs, fait disparaître les dernières traces d'irritation, excite le goût, et, agissant comme stomachique, fait naître et accroît sensiblement l'appétit.

Le malade pourra, s'il le veut, tremper un peu de pain grillé dans le café au jus de citron.

L'eau minérale de Châtel-Guyon remédie, par ses propriétés stomachiques laxatives, à ces anorexies qui survivent au vomissement et que ne dissipent pas promptement le jus de citron et les remèdes ordinaires.

Le jus de citron est prophylactique du Scorbut de mer, qui se développe sensiblement sous l'influence de la privation de végétaux frais.

D'après le récit de Balduinus Ronceus, cité par Lind, l'introduction des jus d'orange et de citron dans le traitement du Scorbut de mer daterait des premières années du seizième siècle, et serait due aux navigateurs hollandais (1).

A partir de 1757, les matelots anglais reçurent, dans les voyages de long cours, une ration quotidienne de jus de citron concentré, au repas de midi.

Cet usage salutaire s'introduisit rapidement dans le

---

(1) Lind, *Traité du Scorbut*, trad. de l'anglais, nouv. édit. Paris, 1788, in-12 ; t. I, p. 250.

régime alimentaire de tout navire qui devait rester longtemps à la mer.

L'emploi du jus de citron dans le Scorbut de mer confirmé est sans doute fort utile ; mais, en général, il n'arrête par les progrès de la maladie, si ce n'est dans les cas légers.

Il faut le donner alors à très haute dose : 200 grammes, par exemple, chaque jour ; et même, dans les cas graves, jusqu'à 500 et 600 grammes.

*L'état fongueux des gencives*, qui est une des lésions caractéristiques du scorbut, se modifie toujours et promptement sous l'influence des applications répétées de jus de citron. Ce jus est ce qu'on appelle un *détersif :* il nettoie les plaies et les ulcères en ranimant leurs surfaces relâchées et blafardes.

Les désordres des organes digestifs, de nature scorbutique, résistent parfois à l'éloignement des causes occasionnelles et ne sont pas modifiés par les sucs acides et les aliments tirés des végétaux frais. On a conseillé dans ces cas les eaux minérales prises à leur source, et je ne puis qu'approuver l'emploi qu'on peut y faire des eaux excitantes, stomachiques, laxatives et diurétiques de Châtel-Guyon.

Ch. Le Roy a obtenu d'excellents effets de l'emploi du jus de citron dans le traitement de la Stomatite ulcéro-membraneuse, qu'il décrit sous le nom de *fluxion scorbutique.*

« Les malades qui en sont attaqués, dit-il, ont la

bouche affectée à peu près comme elle l'est dans la salivation mercurielle. La région des glandes salivaires est plus ou moins gonflée et douloureuse. Les gencives et les dents sont couvertes d'une espèce de sanie blanchâtre. L'haleine est fétide. Les gencives tuméfiées, douloureuses, saignent facilement. Elles s'ulcèrent quelquefois, et même, lorsque la fluxion est intense, il survient sur la muqueuse des lèvres et des joues et aux bords de la langue des aphtes ulcéreux. Les douleurs que les malades ressentent aux gencives, à la langue, à la face interne des lèvres et des joues, sont quelquefois très vives. La salivation est souvent copieuse. La fièvre et une insomnie proportionnée aux douleurs et à l'abondance de la salivation se joignent ordinairement à tous ces symptômes. »

Ch. Le Roy donnait ordinairement à ses malades, pour nourriture, des bouillons légers dans la préparation desquels on faisait entrer des herbes rafraîchissantes, telles que l'oseille, la laitue, la chicorée, etc. , des crèmes de riz à l'eau ou au lait d'amandes ; et, pour boisson, la limonade ou l'orgeat léger.

Parfois, sa méthode de traitement était plus simple encore : de la limonade pour boisson ; et pour nourriture, quelques biscuits légers que les malades y trempaient de temps en temps.

Quand les douleurs étaient vives, Ch. Le Roy faisait frotter les gencives avec le miel et laver la bouche avec l'eau miellée ; lorsqu'elles étaient calmées, il ajoutait au miel du jus de citron.

Il conseillait encore aux malades de se frotter les parties affectées avec la pulpe de citron exprimée (1).

La guérison de la stomatite obtenue, s'il persiste de l'anémie et quelque trouble de la digestion, comme il arrive si fréquemment, envoyez vos malades compléter leur cure à Châtel-Guyon.

# CHAPITRE VII

### Des crises dans les maladies catarrhales.

Th. Sydenham a dit : « Quelque contraires que soient au corps humain les causes des maladies, il me semble néanmoins qu'à raisonner juste, la maladie n'est autre chose qu'un effort de la nature, qui, pour conserver le malade, travaille de toutes ses forces à évacuer la matière morbifique (2). »

Il résulte de cette définition que toute crise ou évacuation critique doit être regardée comme une sorte de déjection ; et voilà que la maladie, considérée dans sa nature, n'est plus qu'un nettoiement de l'organisme, général ou particulier.

Les maladies catarrhales saisonnières, étant des maladies fébriles, se jugent à la manière des maladies aiguës,

---

(1) Ch. Le Roy, *Mélanges de Physique et de Médecine.* Paris, 1771 ; in-8°, p. 325.

(2) Th. Sydenham, *OEuvres de Médecine pratique,* trad. de l'anglais par J.-B.-Th. Baumes. Montpellier, 1816 ; in-8°, t. I, p. 1.

c'est-à-dire par des crises communes ; mais, en outre, chaque maladie catarrhale a sa crise particulière en rapport avec la partie organique que la fluxion affecte. Ainsi, l'évacuation alvine est crise particulière par rapport au catarrhe intestinal, le vomissement juge l'État gastrique et les sueurs abondantes le catarrhe aigu des voies aériennes. Ces crises particulières sont si évidemment en rapport avec l'organe fluxionné, que nous nous efforçons à les provoquer par des moyens appropriés quand elles tardent à paraître. Et voilà pourquoi, depuis les premiers temps de la médecine, les vomitifs ont été les remèdes constamment indiqués de l'État gastrique, les sudorifiques des fluxions fixées sur les voies pulmonaires, les évacuants purgatifs des Diarrhées, des Coliques, des Entérites catarrhales et même du Choléra nostras. Or, ces crises particulières se montrent isolées, successives ou même coexistent, suivant que la fluxion catarrhale n'affecte qu'un organe ou en frappe plusieurs successivement ou simultanément. On peut avoir ainsi des crises simples, complexes, successives ; voici un bel exemple de ces dernières, que j'ai eu l'occasion d'observer à l'époque où je pratiquais la médecine à Béziers :

Le 15 janvier 1872, M. Eugène Vigouroux se rendit à Puymisson. Le soir, il revint à Béziers ; le vent d'est soufflait avec violence, la pluie tombait. M. V... ne se mouilla pas, mais il se sentit pénétrer par le froid et l'humidité. Rentré chez lui, il éprouva du malaise et de l'enroidissement.

Les jours suivants, le malaise ne fit qu'empirer.

Le soir du quatrième jour, M. V... se trouva plus accablé. La nuit fut laborieuse. Il y eut de l'insomnie, de la chaleur, des douleurs à la tête, de la toux et des éternûments.

Le cinquième jour, la douleur se concentra sur le front et à la racine du nez. Les fosses nasales étaient chaudes, embarrassées. Le nez coula beaucoup et même donna du sang. Les éternûments furent fréquents. Il y eut des quintes de toux. Le soir, la fièvre se dessina plus nettement, et la nuit des sueurs spontanées, faciles, abondantes, soulagèrent le malade.

Elles reparurent la nuit suivante et produisirent encore un très grand soulagement.

Le septième jour, au matin, le coryza avait cessé.

Cependant, M. V... n'était pas guéri. Depuis plusieurs jours, il se passait en lui quelque chose d'extraordinaire et qu'il n'avait jamais ressenti dans les rhumes antérieurs : la faiblesse augmentait au lieu de diminuer ; l'appétit, assez bon jusque-là, se perdait ; la bouche devenait pâteuse, amère, avec des envies de vomir.

Le soir du septième jour, tout s'aggrava. Le mal de tête qui avait cédé revint. La nuit fut très laborieuse. Au lieu de sueurs générales se montrèrent de petites sueurs partielles et fatigantes.

Le huitième jour, M. V..., ne sachant à quoi se résoudre, me fit appeler.

Le malade était plongé dans l'abattement : mouvements pénibles, tête lourde, douloureuse, vide ; yeux cernés et fatigués ; pensées lentes ; parole embarrassée ; face exprimant la souffrance et présentant tous les caractères de la stupeur ; rire difficile et forcé. Je trouvai les sclérotiques jaunâtres ; la langue chargée d'un enduit bilieux ; l'épigastre sensible à la pression. Le pouls était sans fréquence, mais dur, la peau sèche, âcre ; le malade éprouvait de temps à autre des bouffées de chaleur vers les parties supérieures. C'était un *État gastrique*.

Je rassurai M. V... et lui promis une prompte guérison.

Le neuvième jour, je fis administrer un vomitif. L'effet en fut remarquable et l'amendement très rapide. La tête se dégagea tout d'abord. Le soir, l'esprit était libre, la gaieté revenue ; le pouls et la peau dans leur état naturel. M. V... avait retrouvé ses forces, son esprit et son enjouement. La nuit fut excellente.

Le dixième jour, M. V... sortit de chez lui en voiture ; il fit ensuite une assez longue course à pied. La maladie était jugée.

Dans ce cas, l'affection catarrhale s'étant déterminée successivement sur la muqueuse des voies aériennes et sur celle de l'estomac, les crises particulières apparurent l'une après l'autre ; mais, si l'affection se fût déterminée à la fois sur les deux muqueuses, la crise eût été complexe, et, sans doute, elle se fût effectuée simultanément, comme j'ai pu l'observer dans quelques circonstances, par les vomissements et les sueurs.

Pourtant, je l'avoue, il est assez rare de voir, dans

une crise complexe, toutes les crises particulières qui la constituent se développer à un degré égal. Presque toujours, il en est une qui domine les autres, qui arrive même à les effacer et qui, de crise particulière qu'elle est, devient crise commune. C'est qu'en effet, dans les associations fluxionnaires, il est infiniment rare de ne pas voir l'affection de l'un des organes engagés prendre le dessus, dominer absolument, et c'est la crise particulière qui devient commune et juge alors les fluxions diverses qui se sont associées.

Ainsi, quand l'État gastrique prédomine, le vomissement fait non seulement cesser le catarrhe gastro-duodénal, mais aussi les légers degrés d'entérite, d'angine, de laryngo-bronchite qui l'accompagnent si souvent; mais quand, avec un État gastrique léger, coexiste une entérite catarrhale dominante, c'est l'évacuation purgative qui les jugera.

Pour bien appliquer le vomitif et le purgatif dans l'affection catarrhale des voies digestives, il est donc nécessaire d'apprécier tout d'abord avec exactitude l'importance relative de chacune des centralisations fluxionnaires coexistantes.

## CHAPITRE VIII

### Histoire d'une Hydrorrhée du Pharynx.

A Béziers, un jeune homme toussait et crachait depuis deux mois. C'était la suite d'une fièvre catarrhale, avec détermination inflammatoire au pharynx, au larynx et aux bronches dont il avait été affecté pendant un séjour à Paris.

La toux était très fréquente, avec des accès de suffocation, surtout la nuit. Le malade ne pouvait dormir. Constamment, il avait la gorge et la bouche remplies d'un liquide transparent, visqueux, mousseux. Il le rejetait par expuition ou après une quinte de toux. La nuit, ce liquide s'accumulait dans le pharynx et produisait les accès de suffocation. Le matin, il le rejetait.

On l'avait mis vainement à l'usage des sirops opiacés d'industrie.

Son état donnait déjà des inquiétudes : on me pria de le voir.

La poitrine n'était pas affectée.

J'examinai la gorge. Elle était remplie de ce liquide dont j'ai parlé ; ce liquide inondait la bouche. La muqueuse du voile du palais et du pharynx était rouge, lisse, tuméfiée, œdémateuse. La luette, du volume du petit doigt, était très longue et semblable à une masse gélatineuse.

Je fis cesser les sirops ; je donnai un vomitif.

Les jours suivants, je fis appliquer des sinapismes au cou et gargariser avec un liquide fortement astringent.

La sécrétion morbide diminua et tarit, l'œdème disparut, la luette reprit ses dimensions normales, la toux céda, et le malade fut guéri.

C'était une *Hydrorrhée catarrhale du pharynx*.

# CHAPITRE IX

## L'État gastrique et la Variole.

La complication de l'État gastrique avec les diverses maladies aiguës demande une attention principale, d'autant que cette complication facile à dénouer, en provoquant le vomissement, jette le désordre dans la succession des phénomènes de la maladie compliquée et rend le rétablissement difficile en la prolongeant jusqu'à la convalescence.

L'épidémie de Variole de l'an 1870, que j'observai pendant le siège de Paris, va me fournir un exemple de cette espèce de complication (1).

Je constatais les symptômes de l'État gastrique ; j'affirmais l'existence de cette affection, puis il s'agissait d'une Variole, et je m'attribuais une erreur. Cependant, la médication vomitive avait soulagé le malade ; c'était bien un État gastrique, mais c'était aussi une Variole.

Je ne tardai pas à me convaincre de la fréquence de cette complication.

Le vomissement bilieux est un symptôme de la Variole. Alors, il n'est point critique et n'amène aucune modification dans l'ensemble de la maladie.

---

(1) V. Audhoui, *Réflexions sur la nature des varioles observées aux ambulances de Grenelle pendant le siège de Paris*. Paris, 1871; in-16.

L'État gastrique peut masquer les caractères propres à la première période de la Variole. Cas rare. Il est habituellement facile de distinguer ce qui appartient à chacune des maladies.

Je soupçonne un État gastrique. Ne pouvant le démêler nettement, j'attends l'éruption, et alors : persistance du malaise, du mal de tête, du mauvais goût à la bouche, des envies de vomir, de l'anorexie ; accès de fièvre vespérale ; langueur, agitation, insomnies... Le vomitif fait cesser ces symptômes et assure un diagnostic indécis.

L'État gastrique retarde l'évolution exanthématique ; la sortie des boutons est lente et pénible. Ici, la méthode vomitive est éminemment indiquée. Elle supprime la complication et provoque une excitation cutanée très favorable au prompt développement de l'exanthème.

Dans les discrètes, l'éruption achevée, si la fièvre ne cède pas, c'est un mauvais signe. Assurez-vous, cependant, s'il n'y aurait pas un État gastrique : j'ai vu l'ipéca faire disparaître cette fièvre persistante.

L'État gastrique négligé, persiste, manifeste ou caché, durant le cours de la Variole. La dessiccation faite, le malade ne se rétablit pas : il languit, il essaie de manger et ne le peut, ayant des nausées et du dégoût. Un vomitif enlève ce dernier obstacle à la guérison.

Mais il est une affection des voies digestives, fréquente dans la convalescence de nos Varioles, qu'on ne doit pas prendre pour l'État gastrique : anorexie, flatulence, constipation ou petites évacuations d'un liquide chaud, âcre et corrosif ; diarrhée, douleurs gastriques et intestinales... Une bonne et franche évacuation purgative est nécessaire ; tout l'indique. Quand elle ne s'établit pas spontanément, je la provoque. Je donne ensuite l'opium et les amers.

Dans les Varioles malignes, dans les cohérentes et confluentes, l'État gastrique ne se montre évident qu'à la première période ; plus tard, il s'efface.

Je l'ai vu disparaître sans intervention thérapeutique, avec la première période de la Variole et quand l'éruption était achevée. Il semble se résoudre communément aussi avec la maladie principale elle-même. Cette résolution spontanée est prouvée d'ailleurs par la pratique des médecins, qui n'interviennent jamais dans les Varioles.

Ceux-là me diront : « Que parlez-vous d'État gastrique et de vomitifs ? Nous n'avons jamais donné de vomitif, et nos Varioles ont marché tout de même, et se sont terminées en mal ou en bien, comme les vôtres. Vous dites vrai : « L'État gastrique se résout, naturellement, sans intervention thérapeutique. Voilà ! laissez donc vos indications et vos drogues. »

Oui, l'État gastrique peut se résoudre naturellement, sans intervention de l'art. Oui, la Nature peut à elle seule mener à bien une maladie compliquée ; mais quand il vous est possible de faire disparaître facilement une complication, pourquoi ne le feriez-vous pas ? Pourquoi ne pas simplifier l'état morbide ? Pourquoi ne pas soulager l'homme qui souffre et rendre la maladie plus douce ?

# CHAPITRE X

## Nature de la Fièvre gastrique catarrhale.

Dans l'analyse de la Fièvre bilieuse, qui forme un chapitre de son travail sur l'*Application de l'analyse à la Médecine pratique*, Frédéric Bérard a parfaitement exposé les rapports qu'affectent entre eux l'État gastrique catarrhal et la fièvre qui lui est associée. Il établit contre Ph. Pinel que la fièvre est entretenue par l'affection des voies digestives, et contre Broussais que l'état fébrile présente des caractères particuliers qui ne dépendent plus de l'affection locale, mais qui sont l'effet direct d'une disposition générale de l'individu affecté. « Nous admettons donc, dit-il, que, dans la Fièvre bilieuse, il y a éréthisme général et local qui s'influencent réciproquement, ne contestant pas le rôle que joue l'éréthisme local pour exciter et soutenir l'éréthisme général (1). »

L'état fébrile, dans la Fièvre gastrique catarrhale, est bien souvent un pur symptôme de l'affection des voies digestives ; il cède alors avec la fluxion qui l'excite et qui le soutient. C'est le cas habituel. Mais il arrive parfois que la Fièvre possède une certaine indépendance

---

(1) Ch.-L. Dumas, *Doctrine générale des Maladies chroniques*, 2e édition, publiée par L. Rousset. Paris, 1824, in-8º.

Le travail de Fr. Bérard forme un des suppléments de cet ouvrage, et se trouve à la fin du t. II. Voyez p. 548 et 556.

vis-à-vis de la fluxion gastrique, et alors elle lui survit.
L'État gastrique dissipé, le malade n'est point encore
guéri : il lui reste l'éréthisme général, qui, dans ces circonstances, revêt quelquefois la forme d'une fièvre
intermittente quotidienne ou double tierce. Ces cas, mal
appréciés, sont le triomphe de tous les *fébrifuges*, de tous
les succédanés du quinquina. Pourtant, le quinquina
leur est ici encore fort supérieur : quelques doses de
sulfate de quinine suppriment sûrement cette fièvre
persistante.

L'éréthisme général est parfois si peu prononcé que
la fièvre peut passer inaperçue. Recherchez alors s'il
n'existerait pas du mal de tête. Le Roy assure, en effet,
que la céphalalgie frontale est le signe le plus certain et
le plus constant de l'état fébrile ; et si le malade ne sent
pas spontanément de douleurs de tête, il recommande de
lui faire exécuter un mouvement plus ou moins violent
qui ne tarde pas à déceler la céphalalgie.

Le signe de l'état fébrile indiqué par Le Roy est très
réel, et la manière de le provoquer quand il manque
réussit à peu près toujours. Mais ce signe ne peut être
utile que dans l'État gastrique, et non pas dans toute
maladie fébrile, comme le veut J. Duplanil (1) ; car, dans
cet état seul, parmi les maladies aiguës, peut exister,
avec une fièvre que le pouls ne décèle pas, un mal de
tête bien évident ou que le mouvement développe.

---

(1) G. Buchan, *Médecine domestique*, tr. de l'anglais par J.-D. Duplanil, 2ᵉ édit. française. Paris, 1780 ; in-8°, t. II, p. 16, not. 1.

Pourtant, je ne sais s'il ne faut pas alors rapporter le mal de tête plutôt à la fluxion gastrique qu'à la fièvre cachée, car j'observe qu'en dehors de toute fièvre, les affections gastriques retentissent sympathiquement sur les nerfs de la tête et produisent la céphalalgie, et que, d'un autre côté, l'État gastrique guéri, le mal de tête cède complètement, même quand la fièvre persiste.

La Fièvre gastrique catarrhale telle que je l'observe ordinairement est toujours *rémittente*, avec paroxysmes vespéraux. La rémittence d'ailleurs est son caractère essentiel. Quand elle devient *continue*, c'est par accident, et, si vous la laissez aller, elle ne tarde pas à perdre ce caractère fortuit. C'est l'inverse dans la Fièvre entéro-mésentérique : *intermittente* ou plutôt *rémittente* au début, par suite de quelque accident, elle ne tarde pas à devenir *continente*, type qui est son caractère fondamental.

Ph. Pinel admet, pour les besoins de son ordonnance nosographique, que la fièvre gastrique peut être continue, rémittente ou intermittente. Il croit pourtant que le type rémittent lui est plus habituel. « La fièvre gastrique, dit-il, peut ne point se borner à de simples exacerbations de la chaleur et des autres symptômes, mais offrir, durant son cours non interrompu, des accès complets, c'est-à-dire des retours réguliers d'un sentiment de froid et de chaleur, ce qui donne le vrai caractère de la Fièvre bilieuse rémittente ou gastrique, car on ne saurait être trop en garde contre la fausse acception de ce mot, que plusieurs auteurs ont attaché aux fièvres gastriques continues à cause de leurs alternatives d'exacerbation et de rémission des symptômes (1). »

Certes, ces auteurs ont raison! Ils ont vu juste, n'ayant pas à défendre une conception nosographique. Ph. Pinel veut qu'il n'y ait de fièvre rémittente que celle dont l'exacerbation se fait en froid et en chaud ; c'est là une vaine subtilité et même une erreur qui mène droit à la suppression du type rémittent. En effet, il n'y a rien de plus rare dans certaines constitutions médicales que l'exacerbation en froid et en chaud ; c'est à peine si, ces dernières années, je l'ai observée deux ou trois fois.

Il y a, non pas un grand danger à confondre les types fébriles, mais une source d'illusions qui influe considérablement sur les progrès de la thérapeutique. Si vous prenez le type rémittent pour l'intermittent, vous considérerez tous vos États gastriques comme appartenant à l'ordre des fièvres intermittentes, et le vomitif deviendra un antipériodique. Que dis-je ! grâce à cette erreur, vous imposerez cette qualité à des substances qui n'ont jamais eu une pareille vertu et vous les exalterez aux dépens du quinquina. C'est ce qui est arrivé pour l'arsenic.

En 1844, M. Bernard publia, dans le *Journal de Médecine,* un travail sur l'action de l'arsenic dans les fièvres intermittentes. J'y trouve le fait suivant, puisé dans le

---

(1) Ph. Pinel, *Nosographie philosophique,* 6ᵉ édit. Paris, 1818; in-8°, t. 1, p. 66.

service de Boudin, le grand promoteur du nouveau
fébrifuge :


Un soldat de vingt-deux ans, en garnison à Ver-
sailles, sans maladie antérieure, est pris le 1er mai,
pendant sa garde à la caserne, à cinq heures du soir, de
frissons suivis de chaleur.

Le 2 mai, il n'éprouva rien qu'un peu de faiblesse
et de fatigue dans les membres.

Le 3, la fièvre paraît à cinq heures et dure jusqu'à
minuit.

Il entre à l'hôpital le 4 mai, jour d'apyrexie.

Le 5 mai, accès à huit heures du soir.

Le 6, ipéca et tartre stibié. Le soir, à huit heures et demie
on lui donne 2 milligrammes d'acide arsénieux.

A la suite de cette médication, les accès ont disparu.


Ai-je besoin de le faire remarquer? ce soldat était tout
simplement affecté d'État gastrique ou de Fièvre gastrique catarrhale, et ce n'était vraiment pas la peine
de lui faire prendre 2 milligrammes d'acide arsénieux.
Les faits semblables à celui que je viens de citer
abondent dans l'histoire de l'arsenic.

Une autre erreur consiste à confondre avec une fièvre
continue la rémittente gastrique catarrhale quand elle
est un peu développée. L'État gastrique devient alors,
dans l'esprit de l'observateur, d'autant plus facilement
une Fièvre typhoïde qu'il n'est pas rare de voir le malade, ainsi affecté, plongé dans une sorte de stupeur

qui peut, mais à tort, passer pour de la stupeur typhoïde. Comme la langue est chargée, bilieuse, etc., on donne l'émétique. O prodige ! la fièvre cesse, la stupeur disparaît, le malade est guéri dans les vingt-quatre heures, et le praticien naïf croit avoir fait avorter la terrible maladie.

Je n'invente rien : ce que je signale là est arrivé. Vous trouverez dans le *Bulletin de thérapeutique* pour l'année 1846 un article intitulé : *Du traitement abortif des Fièvres typhoïdes*. Le traitement abortif que préconise l'auteur, et qu'il déclare pourtant ne pas être nouveau, est tout simplement le vomitif. Lisez cet article, d'ailleurs intéressant, et vous verrez qu'il s'agit d'une constitution estivale dans laquelle dominaient les États gastriques. A cette époque, déjà si lointaine, l'État gastrique n'existait plus dans la science médicale, la Fièvre typhoïde régnait sans conteste, elle avait tout absorbé. On jugulait donc tranquillement les Fièvres gastriques catarrhales à l'ombre de la Dothiénentérie. Nous avons tout jugulé en médecine, mais, parfois, rien avec tant de succès que le bon sens !

# LIVRE TROISIÈME

## DES ÉTATS QUI EXIGENT, SUIVANT LES CIRCONSTANCES, L'UNE OU L'AUTRE SORTE DE NETTOIEMENT

## CHAPITRE PREMIER

### Des Éléments constitutifs de l'Indigestion.

Indigestion, en grec *Dyspepsie,* est un terme générique qui désigne le trouble des fonctions digestives. Les éléments constitutifs de ce trouble sont :

Une excitation contre nature des organes digestifs ;

La formation de produits anormaux ;

L'irritation de la muqueuse, pouvant s'élever jusqu'au degré le plus intense de la phlegmasie.

La lésion des organes digestifs, douloureuse ou non, se réfléchit enfin dans les diverses parties, affectant isolément un organe ou même le système entier.

Et, par rapport aux matières alimentaires, il peut arriver, dans l'indigestion, que les aliments ne soient pas du tout digérés, qu'ils le soient imparfaitement ou qu'ils finissent à la longue par subir entièrement l'action des sucs digestifs.

La formation de produits anormaux est l'effet immédiat de l'impuissance où se trouvent les sucs digestifs de chymifier convenablement et de chylifier les matières ingérées, que ces matières soient d'ailleurs incapables, par elles-mêmes ou par quelque accident, de subir l'action de ces sucs, ou bien que ces sucs, étant mal élaborés par des organes anomalement excités, ne soient pas en état de digérer.

En considérant cette impuissance des sucs digestifs, absolue ou relative, M. G. Sée a pu dire avec vérité que « les dyspepsies ne sont en définitive et ne peuvent être que des opérations chimiques défectueuses (1). »

# CHAPITRE II

### De ses formes.

Quelques heures après le repas, trois, quatre, cinq heures, par exemple, la région épigastrique devient le lieu d'un certain malaise, d'une gêne qui va s'accroissant et s'accompagne d'un sentiment de plénitude, de poids, de douleur même et d'anxiété.

---

(1) G. SÉE, *Des Dyspepsies gastro-intestinales*. Paris, 1881; in-8°. Voyez l'Introduction.

Le sujet, rempli d'inquiétude, ne peut plus demeurer en place ; il se promène et cherche la pleine lumière et l'air frais.

Bientôt apparaissent des nausées, la régurgitation d'une humeur acide et des éructations qui offensent grièvement l'odorat. La bouche est amère, l'haleine fétide, la soif vive, le dégoût insurmontable : l'odeur et la vue des aliments, leur souvenir même soulèvent le cœur. La langue est épaisse et pesante, recouverte d'un enduit visqueux, adhérent, jaunâtre. La face altérée, pâle, d'un jaune tirant sur le vert ; l'œil enfoncé, les traits abattus, la tête lourde. Sensation de froid et de chaud, pouls précipité, plein, avec une certaine dureté, quelquefois ralenti, concentré, intermittent.

Après une durée variable, le malaise se déplace, la douleur épigastrique se transforme en une douleur de colique. L'abdomen se gonfle, les borborygmes s'élèvent des instestins, des vents fétides s'échappent de l'anus, et leur sortie, peu bruyante en général, procure un soulagement passager. Enfin apparaît le ténesme, qui est au rectum ce que la nausée est à l'estomac.

Pendant toute la durée de l'attaque, la respiration est courte, oppressée, avec des bâillements fréquents, la lassitude grande et l'humeur chagrine. L'urine finit par devenir rare, sédimenteuse et fortement odorante. La peau se couvre d'une petite sueur visqueuse.

Tels sont les caractères de l'indigestion *totale ;* mais elle peut être *partielle.*

On dit que l'indigestion partielle est *stomacale* lorsque le foyer principal des malaises et des désordres qui la constituent est épigastrique ; qu'elle est *intestinale* lorsque le foyer est péri-ombilical et que les coliques se propagent le long des colons.

Cette distinction, cependant, n'est peut-être pas très réelle, car il y a lieu de croire que l'indigestion intestinale est, dans la plupart des cas, sinon dans tous, la suite d'une chymification imparfaite, même lorsque cette indigestion partielle n'a donné sensiblement lieu à aucun des signes qui indiquent une action défectueuse de l'estomac.

L'indigestion est *diurne* ou *nocturne ;* nocturne, elle forme une variété de dyspepsie remarquable par le trouble qu'elle introduit dans la fonction du sommeil.

Le patient s'est couché comme à l'ordinaire et dort d'un sommeil profond.

Bientôt, des rêves traversent ce sommeil devenu accablant. Ils sont d'habitude tellement effrayants que le malade, hors de lui, pousse des gémissements, des cris, parle, se démène, appelle au secours.

Enfin, il reprend ses sens, soit de lui-même, soit qu'on l'éveille, mais imparfaitement, et se trouve dans cette impuissance de veiller et de dormir qui constitue ce qu'on nomme le *Coma Vigil.*

Une ou deux heures avant l'époque habituelle du lever, il tombe dans un sommeil de plomb et s'éveille tardivement, étourdi, harassé, brisé, les sens obtus, la bouche sèche, empâtée, l'haleine fétide, la peau chaude et l'âme abattue.

L'indigestion peut se traduire dès l'abord par une attaque de *tympanisme gastro-intestinal.*

Cette espèce d'indigestion, appelée vulgairement *Dyspepsie flatulente,* est constituée, dans son principe, par une atonie subite et passagère des plans musculeux des voies digestives à laquelle succède aussitôt un état spasmodique de l'estomac et des intestins formé par une succession irrégulière de contractions et de relâchements.

Il n'y a pas hypersécrétion de gaz dans la dyspepsie flatulente. Mais dans l'état de relâchement ou d'atonie des plans musculaires, les gaz n'étant plus comprimés se dilatent et dilatent en même temps les cavités membraneuses qui les contiennent. Et, dans le retour de la contraction plus ou moins brusque qui succède à l'atonie, ils sont chassés par haut et par bas avec un grand soulagement.

L'indigestion est *bénigne* ou *grave.* Bénigne, elle est maintes fois si légère que c'est à peine si elle trouble les occupations et le sommeil : un peu de malaise à l'épigastre et de pesanteur, un certain dégoût, quelques éructations, quelques vents fétides, une attaque de tympanisme, un peu de paresse pendant la veille, le sommeil agité, fatigant, et c'est tout. Grave, elle peut devenir dangereuse · et même occasionner la mort. Les désordres, que l'affection des organes digestifs provoque alors par sympathie, sont nombreux, intenses, insolites au point d'offusquer leur véritable cause, l'indigestion.

# CHAPITRE III

## Comment les organes digestifs se débarrassent des matières de l'Indigestion.

Les matières alimentaires peuvent être entièrement digérées, quoique avec difficulté ; et, dans ce cas, les organes digestifs s'en débarrassent, à la manière ordinaire, par absorption et déjection.

Le plus ordinairement, toutefois, les choses ne se passent pas ainsi. Les matières imparfaitement élaborées constituent des corps étrangers qui, mêlés aux produits des sécrétions viciées et de la muqueuse irritée, sont rejetés tout ensemble et par vomissement et par déjection.

Le vomissement précoce termine en général l'indigestion. Le sujet éprouve sans doute, à la suite, du malaise, de la courbature, de l'inappétence; il a soif, sa bouche est empâtée, etc. ; mais ces quelques désordres s'évanouissent promptement.

Lorsque les matières ne sont pas vomies, elles franchissent le pylore, affectent péniblement l'intestin ; et les organes digestifs s'en débarrassent par déjection.

Il n'est pas rare de voir survenir, à ce moment même où le rectum expulse les matières indigérées, des nausées et le rejet par vomissement d'une quantité variable d'humeur muqueuse et de bile. Alors, le nettoiement est achevé ; et, s'il n'y a pas de nouvelle indigestion, tout rentre dans l'ordre.

# CHAPITRE IV

### Du traitement de l'Indigestion.

Il a pour but de favoriser le nettoiement spontané des organes digestifs, de le provoquer s'il tarde à se faire, et finalement de rétablir la digestion.

L'indigestion bénigne, extrêmement légère et comme avortée, n'exige aucun soin particulier : tout au plus le grand air et quelques cuillerées d'eau-de-vie de Cognac, de rhum de la Jamaïque ou de toute autre liqueur. La glace aromatisée et sucrée est admirable dans ces sortes d'indisposition qui sont dues à un excès d'aliments et de boissons. Prise à la fin d'un repas succulent et chargé de vins, elle facilite la digestion et prévient l'agitation, le coma vigil et l'insomnie même qui suivent habituellement de tels repas.

Lorsqu'il y a lieu de croire que l'indigestion se terminera sans évacuations immédiates, le mieux est de faire coucher le patient s'il n'est pas au lit, de le réchauffer, de lui présenter enfin un verre d'eau fraîche légèrement sucrée et aromatisée avec de l'eau distillée de fleurs d'oranger. Il boira cette potion par petites gorgées et non tout d'un trait.

En même temps, on activera les mouvements de

l'estomac et des intestins par des frictions faites sur la paroi abdominale avec la main fortement chauffée et enduite de baume tranquille, d'huile de camomille camphrée ou d'huile d'olives même. Les serviettes chaudes appliquées sur l'épigastre sont encore fort utiles ; elles ne valent pas cependant un doux massage des organes digestifs.

On favorisera, à l'aide de quelques infusions aromatiques tièdes, le vomissement spontané.

Si le patient, tourmenté par les nausées et les efforts pour vomir, ne vomissait pas, il faudrait provoquer l'expulsion des matières contenues dans l'estomac, soit en portant le doigt sur la luette et les amygdales, soit en donnant un vomitif. Pour remplir cet objet, on peut se servir d'eau tiède bue par petites gorgées, ou des compositions d'ipéca ; le tartre stibié, cependant, à cause de son administration facile et de sa plus grande énergie, paraît mériter la préférence.

Les désordres intestinaux ayant paru, s'il survient des évacuations faciles et copieuses, on se contentera de lotionner l'anus avec de l'eau fraîche et de donner finalement des lavements d'eau pure tiède. On évitera ainsi le ténesme et les cuissons.

Mais, lorsque les coliques sont fortes, le ventre tendu et les évacuations tardives et peu abondantes, il convient d'administrer une composition purgative qu'on donnera, suivant les circonstances, soit par la bouche, soit par l'anus.

Les voies digestives ayant été nettoyées à fond, il ne

reste plus qu'à supprimer, s'il est possible, les causes qui ont provoqué la dyspepsie et à recommander la sobriété.

# CHAPITRE V

### Les Bols purgatifs.

J'emploie communément, dans le cas d'indigestion, soit le lavement purgatif, soit la limonade purgative gazeuse au citrate de magnésie édulcorée avec le sirop de groseille, et, si le malade le préfère, avec le sirop de grenadine. J'observe, cependant, qu'on peut faire usage de toute autre composition purgative.

Ainsi, par exemple, chez les sujets qui répugnent à prendre une boisson purgative, ou qui éprouvent des langueurs d'estomac avec un sentiment de réfrigération que ne pourrait qu'augmenter l'emploi des sels neutres en solution, il m'a paru préférable de mettre en usage la composition suivante :

Poudre de jalap . . . . . . . . . $\Big\}$ $\bar{a}\bar{a}$ 0 gr. 60.
Poudre de magnésie blanche.. . . 
Huile volatile de girofle . . . . . 2 gouttes.

Mettez les poudres dans un petit mortier, ajoutez l'huile volatile et mêlez très exactement. Divisez le produit en trois parties égales, dont vous ferez trois bols au moyen des cachets de Limousin.

Je fais prendre ces bols, soit immédiatement l'un après l'autre, soit en trois temps séparés par un intervalle de quinze à vingt minutes.

Cette composition est généralement bien tolérée : elle évacue sans coliques et sans affecter l'estomac.

La dose entière est pour les adultes ; un bol suffit aux jeunes enfants, deux bols à ceux qui sont un peu plus âgés.

# CHAPITRE VI

### Des compositions stomachiques.

Les compositions stomachiques facilitent la digestion stomacale et, par une suite nécessaire, l'action des autres parties des organes digestifs : elles préviennent l'indigestion et en dissipent les effets.

Je divise les compositions stomachiques en trois classes :

A la première classe, je rapporte les compositions qui préparent l'estomac et mettent cet organe en jeu ; tel est le *Bouillon*.

A la seconde, les matières qui soutiennent l'appétit et fixent l'action de l'estomac ; par exemple, les *condiments* et certaines *eaux minérales artificielles* ou *naturelles*.

A la troisième classe enfin, je rattache les *ferments digestifs artificiels*, les *acides*, l'*eau-de-vie*, les *substances aromatiques* ou *balsamiques*, toutes matières qui complètent l'action du suc gastrique ou achèvent de mettre en mouvement l'estomac.

# CHAPITRE VII

Du Bouillon : sa nature, ses qualités alimentaires
et stomachiques.

On donne le nom de *Bouillon* au produit alimentaire
liquide préparé avec la chair des animaux.

Le bouillon de bœuf est le bouillon *ordinaire*. On
l'appelle simplement et comme par excellence le *Bouillon.*

Dans certains pays, le mouton remplace le bœuf dans
cette préparation.

Les bouillons préparés avec la chair de veau et de
volaille sont plus rarement employés : les malades seuls
en font usage. Quant aux bouillons de grenouilles, de
limaçons, de tortue et de vipères, leur emploi est tout
à fait exceptionnel.

Le bouillon se tire du pot-au-feu. Jules Gouffé ordonne
de le préparer de la manière suivante :

| | |
|---|---|
| Viande . . . . . . . . . . | 750 grammes |
| Os (adhérent à cette viande) . | 125 — |
| Eau commune filtrée . . . . | 3 litres. |
| Sel de cuisine . . . . . . . | 30 grammes |
| Poireaux. . . . . . . . . . | 200 — |
| Carottes. . ⎫ | |
| Navets. . . ⎬ $\bar{a}\bar{a}$ . . . . . | 150 — |
| Oignons . . ⎭ | |
| Céleri. . . . . . . . . . . | 10 — |
| Clou de girofle . . . . . . . | n° 1 — |
| Caramel. . . . . . . . . . | Q.S. — |

Désossez le morceau de bœuf et ficelez-le pour maintenir la chair. Cassez les os au couperet; fichez le clou de girofle dans l'oignon.

Mettez dans la marmite les os d'abord et la viande par-dessus. Versez-y l'eau, couvrez-la en laissant une ouverture de deux travers de doigt.

Chauffez graduellement et à petit feu. Ajoutez le sel. Portez à l'ébullition. L'écume commençant à monter, jetez dans la marmite un décilitre et demi d'eau froide; écumez. Laissez partir et renouvelez deux fois encore la même opération.

Essuyez les bords de la marmite salis par l'écume; ajoutez les légumes. Laissez partir de nouveau et maintenez, pendant trois à quatre heures environ, une ébullition modérée et régulière, sans interruption. Evitez surtout les coups de feu.

Enlevez les légumes dès qu'ils sont cuits, sans attendre la fin de l'opération.

La viande étant cuite, tirez-la du pot. Dégraissez bouillant; laissez refroidir un quart d'heure et passez, en négligeant les dernières parties.

Colorez avec le caramel, cinq minutes seulement avant de servir.

La meilleure viande pour pot-au-feu est la *tranche grasse*, la *tranche au petit os*, le *gîte à la noix* et la *culotte* : elle doit être de première qualité et très fraîche. Les meilleures marmites sont celles de cuivre ou de fer étamé; surtout qu'elles soient extrêmement propres !

On constate que les légumes et la viande sont cuits

en les sondant avec l'aiguille à brider : si l'aiguille enfonce aisément, sans résistance, la cuisson est achevée.

Le premier soin pour conserver le bouillon est de le dégraisser et de le passer avec le plus grand soin. Laissez-le parfaitement refroidir avant de l'enfermer. Placez-le dans l'endroit le plus frais, et que le vase qui le contient ne soit jamais couvert.

En hiver, le bouillon peut être gardé pendant deux et trois jours sans s'altérer. En été, il est nécessaire de le faire bouillir chaque jour et de bien nettoyer le vase avant de l'y remettre (1).

M. Chevreul a déterminé la composition du bouillon. Je vais reproduire les résultats de son analyse :

« On a mis à froid, dit-il, dans un pot de terre vernissée :

| | | |
|---|---|---|
| Viande de bœuf . . . . | 1 k. 4335 } | . 1 k. 8635. |
| Os . . . . . . . . . . | 0 k. 4300 } | |
| Sel marin. . . . . . . . . . . . . . . . | | . 0 k. 0405. |
| Eau . . . . . . . . . . . . . . . . . . | | . 5 litres. |

« On a chauffé graduellement jusqu'à l'ébullition, on a écumé, puis on a ajouté :

Légumes. . . . . . . . . . . . . . . . . . 0 k. 3310

---

(1) J. Gouffé, *Le Livre de cuisine*, 4ᵉ édit. Paris, 1877 ; gr. in-8°, p. 40.

« Le bouillonnement léger a été maintenu sans intermittence pendant cinq heures et demie, et l'on a obtenu :

Bouillon. . . . . . . . . . . . . . . . . . 4 litres.

« Ce bouillon avait une odeur et une saveur agréables. Un litre pesait 1013 gr. 5. Il était ainsi composé :

Eau. . . . . . . . . . . . . . . . . . . . . 985 gr. 600

Substance organique solide (desséchée à 20 degrés dans le vide, etc.), 16 gr. 917

Sels solubles : chlorhydrate, phosphate et sulfate de potasse et de soude . . . . . . . . . . 10 gr. 724

Sels très peu solubles : phosphates de chaux et de magnésie. . . . . . . . . . . . . . 0 gr. 539

} 28 gr. 180

_______________

1013 gr. 780

« Sur les 28 grammes d'extrait total, 10 grammes provenaient du sel employé ; 11 ou 12 grammes de la viande ; 6 ou 7 grammes des légumes (1). »

La théorie du pot-au-feu a été faite par M. A. Payen ; elle achèvera de nous faire connaître la nature du bouillon.

_______________

(1) Voy. *Compte rendu hebd. de l'Acad. des Sciences,* séance du 19 mars 1832 ; et *Mémoire de la Soc. centrale d'agriculture,* 1848-1849, 2e partie, p. 658.

« La viande, mise dans l'eau froide, dit **M. Payen**, laisse dissoudre une partie des principes organiques et salins qu'elle renferme : *acide lactique, albumine, hématosine, créatine, créatinine, acide inosique, principes organiques* susceptibles de développer l'*arome, phosphates* et *chlorhydrates de potasse* et de *soude,* etc. Les proportions de toutes les substances augmentent dans la dissolution à mesure que leur séjour dans l'eau se prolonge et que la température s'élève très doucement jusqu'à l'ébullition, sauf toutefois l'albumine, qui cesse de se dissoudre et peut se coaguler vers 52 degrés, ainsi que l'hématosine, qui éprouve les mêmes effets vers 70 degrés; ces deux principes immédiats forment l'écume que l'on enlève lorsque l'ébullition est établie. Cette écume entraîne souvent avec elle le carbonate de chaux, qui peut se précipiter par l'effet de l'ébullition ou du dégagement de l'acide carbonique; il s'opère de cette façon une sorte de clarification du liquide.

« Les légumes frais que l'on ajoute ensuite fournissent, lorsque l'ébullition se manifeste de nouveau, un peu d'écume provenant de l'albumine végétale.

« Les écumes ainsi formées séparent des liquides quelques matières terreuses en suspension provenant du sel marin, qu'on emploie habituellement à l'état brut (sel gris).

« A mesure que l'ébullition légère continue, tous les principes de la viande, — excepté la fibrine, l'albumine, l'hématosine et les sels insolubles, — se dissolvent, ainsi que la *gélatine,* au fur et à mesure qu'elle se forme par la dissolution du tissu cellulaire et des tendons. Cette température soutenue transforme les principes immédiats qui développent l'arome. Une légère couche de *matière grasse*, fluidifiée par la chaleur et sortie du tissu adipeux, vient surnager et jouer un rôle utile, — si elle n'est pas en trop forte proportion, — en ce qu'elle s'oppose à l'évaporation et à la déperdition de l'arome. On enlève, d'ailleurs, la plus grande partie de cette matière grasse lorsque la décoction est terminée, soit en l'écrémant, soit en passant tout le liquide au travers d'un tamis de crin et en séparant les dernières parties qui pourraient entraîner cette matière avec elles (1). »

Le bouillon bien fait doit être limpide, ambré, d'une odeur et d'une saveur agréables, très légèrement acide, à peine gras. C'est un excellent aliment et aussi le premier des agents stomachiques.

Il réveille la sensibilité de l'estomac et prépare la digestion.

On joint au bouillon, pour le rendre plus nourrissant, du pain, des pâtes alimentaires, du tapioca, etc.; c'est ce qu'on appelle un *Potage.*

« Le potage, dit Brillat-Savarin, est une nourriture saine, légère, nourrissante et qui convient à tout le monde ; il réjouit l'estomac et le dispose à recevoir

_______

(1) A. Payen, *Des Substances alimentaires.* Paris, 1853 ; in-12, p. 31.

et à digérer. Les personnes menacées d'obésité n'en doivent prendre que le bouillon.

« On convient généralement qu'on ne mange nulle part d'aussi bon potage qu'en France, et j'ai trouvé dans mes voyages la confirmation de cette vérité. Ce résultat ne doit point étonner, car le potage est la base de la diète nationale française, et l'expérience des siècles a dû le porter à la perfection (1). »

Malheureusement, même en France, il y a peu de ménagères, comme je l'ai entendu dire souvent à mon père, qui sachent mettre le *sel au pot*.

Le marquis de Cussy était un fervent consommateur de bouillon et de potage. C'était, pour lui, l'introduction obligée d'un dîner de syracusain.

« Je recommande les potages, dit-il, mais légers ; en petite dose, si le dîner est long. Il y aurait, dans ce cas des objections fort graves contre de fortes portions de potage, qui n'excitent plus, qui ne conduisent plus l'estomac, mais qui enrayent ou ralentissent ses fonctions. Si vous faites route en grand dîner avec un bon potage en avant, vous aventurez tout : c'est folie des folies ! Mais il n'y a plus d'objections contre une bonne assiette de potage si vous n'attaquez après qu'un ou deux plats.

« Médecins soigneux, n'est-ce pas, vous ordonnez

---

(1) BRILLAT-SAVARIN, *La Physiologie du Goût*, *Médit*. VI, § 1ᵉʳ. (Voyez les *Classiques de la table*, nouv. édit. Paris, 1855; in-12. t. I, p. 58.)

les potages, même au dîner, cette nourriture des femmes, des enfants et des vieillards?

« Quand on a faim, c'est quelques poignées de bonne terre jetée à la surface du sol où vous allez semer : vous leur devez votre premier bien-être.

« Grande généralité : estomacs neufs, exercés ou délicats, point d'exclusion du potage! Pris en petite quantité, c'est la base du dîner; et ce n'est pas une préface sotte ou barbare, comme on l'a dit, interposée fatalement entre les huîtres, le madère et le commencement du dîner (1). »

# CHAPITRE VIII

### Les Eaux acidules salines.

Je considère ces eaux comme des boissons condimentaires; et, sous ce dernier rapport, elles appartiennent aux deux classes de condiments : les Salés et les Acides.

Le premier, le plus important et le plus utile des condiments salés est le chlorure de sodium ou le sel. Il forme même une partie nécessaire de l'alimentation de l'homme : il est tout ensemble aliment et condiment.

L'homme ne peut pas se passer de sel.

G. Barbier raconte que des seigneurs russes ayant

---

(1) Marquis de Cussy, *L'Art culinaire*, chap. II, (Voyez les *Classiques de la table*, nouv. édit. Paris, 1855, in-12, t. I, p. 362.)

fait supprimer le sel dans l'alimentation de leurs moujiks, pour réaliser quelques économies, ceux-ci tombèrent dans un état de langueur et de faiblesse extrêmes, avec pâleur de la peau, infiltration des membres inférieurs, vers intestinaux, etc. (1).

Immédiatement après le chlorure de sodium, viennent les chlorures de potassium et de magnésium qui ne peuvent plus être considérés que sous le rapport de leurs qualités condimentaires.

L'acide carbonique est un condiment acide ; il représente seul le principe actif des eaux minérales naturelles qu'on désigne sous le nom d'*Eaux de table*, et de l'eau gazeuse simple, appelée improprement *Eau de Seltz*.

La véritable eau de Seltz, l'eau minérale naturelle de Selters ou de Seltz, autrefois si répandue, n'est pas aussi simple. L'acide carbonique n'y représente plus qu'un des principes actifs : l'autre est le chlorure de sodium, qui fait de cette eau acide une boisson condimentaire salée.

La Pharmacopée française de 1837 donne une formule d'eau de Seltz artificielle que je vais reproduire :

Chlorure de calcium cristallisé . . . . . . 0ᵍʳ,33
Chlorure de magnésium cristallisé . . . . 0   27

---

(1) G. BARBIER, *Note sur le mélange du sel marin aux aliments de l'homme*, Gazette médicale de Paris, 1838, p. 301.

Chlorure de sodium . . . . . . . . . . .    1$^{gr.}$,10
Carbonate de soude cristallisé . . . . . .    0   90
Phosphate de soude cristallisé. . . . . .    0   07
Sulfate de soude cristallisé . . . . . . .    0   05
Eau pure. . . . . . . . . . . . . . . .  625   00
Acide carbonique, 5 volumes ou. . . . .    6   00

Faites dissoudre dans l'eau, d'une part, les sels de soude et, d'autre part, les chlorures terreux; mélangez les liqueurs et chargez-les d'acide carbonique; recevez l'eau saline gazeuse qui en résultera dans des bouteilles que vous boucherez aussitôt.

La Pharmacopée française de 1866 a reproduit cette formule avec quelques modifications : elle supprime le phosphate de soude et élève à 10 centigrammes la dose de sulfate de soude; mais, au lieu d'appeler eau de Seltz artificielle la composition qui en résulte, elle la nomme *Eau acidule saline*.

Cette eau minérale artificielle forme comme un type de boisson condimentaire; et si j'en rapproche la constitution hypothétique des eaux de Châtel-Guyon, d'après l'analyse de M. Lefort, je suis amené à dire qu'on peut considérer Châtel-Guyon comme une boisson condimentaire se rapportant tout ensemble aux condiments acides et aux condiments salés.

L'eau de Châtel-Guyon, comme condimentaire, pour prévenir l'indigestion et en effacer les suites, se prend aux repas et à faible dose, car les eaux acidules salines sont loin de traverser les voies digestives avec la même indifférence que les eaux gazeuses simples.

## CHAPITRE IX

### D'une propriété des eaux de Châtel-Guyon et par occasion des graines laxatives et du pain de son.

Et, puisque j'en suis à Châtel-Guyon et à ses effets dans la dyspepsie, je veux dire un mot d'une propriété de ces eaux, que je rattacherai à l'emploi médical des substances inattaquables par les humeurs digestives.

Tout le monde connaît l'emploi de certaines graines et du pain de son pour relâcher l'intestin.

Ces graines et les pellicules du son traversent les voies digestives sans y éprouver une sensible altération. Elles sont rendues telles quelles avec les matières fécales, et, par conséquent, elles paraissent agir sur la muqueuse de l'estomac et des intestins comme un simple corps étranger.

G. Cullen se servait des graines de moutarde, blanche ou noire indifféremment.

« Il suffit d'en prendre chaque jour, dit-il, une cuillerée à bouche ou 15 grammes environ, pour entretenir la liberté du ventre et provoquer une selle naturelle. Doublez cette dose si elle n'est pas suffisante (1). »

A la dose de 30 à 45 grammes, les graines de mou-

---

(1) G. Cullen, *Tr. de Mat. médicale*, trad. de l'anglais par Bosquillon. Paris, 1790; in-8°, t. II. p. 54.

tarde provoquent parfois des évacuations intestinales assez abondantes. A des doses plus faibles, elles excitent l'appétit, facilitent la digestion et déterminent, sans coliques, chez bien des personnes, une ou deux évacuations.

Voyons s'il ne serait pas possible de découvrir quelque chose d'analogue à Châtel-Guyon.

L'eau de Châtel-Guyon mise en quantité suffisante dans un large cristallisoir ne tarde pas à subir des altérations.

Il se dépose au fond du vase de petites masses jaunes, grenues, qui sont des amas de cristaux confus de carbonate de chaux.

Il se forme à la surface de l'eau une croûte blanche, assez épaisse, assez résistante, constituée par l'agglomération de ces mêmes cristaux, mais qui sont ici bien définis. Ce sont, en effet, de fines aiguilles, incolores, réfringentes, réunies en rosace ou bien isolées et irrégulièrement enchevêtrées.

Ces cristaux représentent très certainement du carbonate de chaux; en effet, ils sont insolubles dans l'eau et dégagent en se dissolvant d'abondantes bulles de gaz lorsqu'on les traite par un acide énergique, l'acide nitrique, par exemple.

Or, j'admets, par analogie, que l'eau de Châtel-Guyon subisse la même altération dans les voies digestives : évidemment, elle y perdra son gaz, et le carbonate calcaire s'y déposera en cristallisant.

Cette cristallisation trop abondante provoquera une

excitation forte et la purgation ; moins abondante, elle excitera légèrement la muqueuse, relâchera simplement et soutiendra l'appétit ou le fera naître.

L'eau minérale de Châtel-Guyon introduirait donc un corps étranger dans les voies digestives; et son action, sous ce point de vue, serait analogue à l'action des substances inattaquables par les humeurs digestives et qui ont la propriété d'exciter la muqueuse de l'estomac et de l'intestin. Toutes ces substances, d'ailleurs, ont quelque sapidité ou quelque autre caractère qui les rattache aux condiments. Châtel-Guyon est acide et salé ; M. le docteur H. Cazin dit que les semences de moutarde blanche entières communiquent à l'eau tiède, après une heure d'infusion, une saveur assez piquante (1) : elles doivent communiquer cette même saveur aux liquides contenus dans les voies digestives ; enfin, le son, qui sert aux mêmes usages que la moutarde blanche, contient une essence aromatique spéciale.

Abstraction faite de ses propriétés nutritives, le son mérite pourtant une place à part entre les corps étrangers condimentaires ; il contient, en effet, un ferment acide assez énergique et, par là, il se rattache nécessairement à la classe des stomachiques dits *eupepsiques* ou *peptogènes*. Arrêtons-nous un instant sur le Pain de son.

« Ce pain, très usité en Angleterre, dit M. Payen, ressemble, sauf la forme, à notre pain commun de munition.

---

(1) F.-J. CAZIN, *Tr. prat. et raisonné des Plantes médic. indig. et acclimatées,* 4ᵉ édit., par H. CAZIN. Paris, 1876, in-8°; p. 669.

« On le prépare avec de la farine de blé contenant de cinq à dix centièmes de son. Sa croûte est foncée et sa couleur bise.

« Les personnes qui font usage de ce pain n'en mangent qu'une fois ou deux par semaine. Elles lui attribuent une qualité rafraîchissante (laxative) due à la partie indigeste du son, qui agirait mécaniquement peut-être à la manière de certaines graines que l'on prend dans ce même but. »

Comparant ensuite le son à la farine, M. A. Payen ajoute :

« Le son diffère notablement de la farine quant à sa composition immédiate ; il contient moins d'amidon, un peu moins de substances azotées, mais de plus fortes proportions de matières grasses, de cellulose et de substances minérales.

« On peut reconnaître encore d'autres différences : les substances azotées ne sont pas de même nature ; elles offrent, dans la farine, beaucoup plus de gluten souple, extensible, élastique et attaquable par les sucs digestifs. Le son contient un ferment acide assez énergique et une essence aromatique spéciale ; sa qualité hygroscopique semble tenir à un principe organique particulier et à la structure de son tissu ; enfin, le tissu végétal qui le compose est très résistant, en sorte que nos organes n'en peuvent digérer qu'une partie (1). »

---

(1) A. **Payen**, *Des Substances alimentaires.* Paris, 1853 ; in-12, p. 217.

**A.** Trousseau usait fréquemment des graines laxatives et principalement des semences du *Lin usuel*, vulgairement appelées *graines de Lin*. Il conseillait de les prendre en nature, à la dose d'une grande cuillerée à soupe, soit avant le repas du soir, soit en se mettant au lit.

On jette ces graines, comme celles de moutarde blanche d'ailleurs, dans un demi-verre ou un verre d'eau fraîche, on agite et l'on avale rondement.

La graine de lin relâche sans doute, mais elle ne possède pas les qualités stomachiques de la moutarde blanche. Son mucilage abondant, et que ne corrige aucun principe aromatique excitant, émousse la sensibilité de la muqueuse et, par suite, ne peut que ralentir la digestion.

M. Noël Guéneau de Mussy vient de remettre en honneur les semences de *Psyllium*.

« **A.** Trousseau a conseillé, dit-il, de substituer la graine de lin à la graine de moutarde, qui n'est pas toujours inoffensive. J'imitais sa pratique, quand, il y a dix-huit mois, une dame espagnole m'indiqua l'usage d'une graine dont elle se trouvait à merveille et qu'elle appelait *sarragota*. Je lui demandai un échantillon de cette graine et je la fis soumettre à l'examen d'un pharmacien, qui y reconnut immédiatement la semence de *Psyllium*, dont il établit la synonymie avec le sarragota des Espagnols.

« Le *plantago psyllium* est une espèce de plantain, vulgairement appelé *herbe aux puces*, à cause de l'aspect de ses graines.

« On en fait prendre une cuillerée à soupe avec un demi-verre d'eau avant le dîner. Chez un certain nombre de personnes, ce moyen n'a pas aussi bien réussi que chez la dame espagnole qui m'en a enseigné l'usage. Chez d'autres, j'ai dû le faire alterner avec des laxatifs plus énergiques, comme l'aloès et la rhubarbe, pour en entretenir l'effet. Comme ses rivales, la graine de psyllium doit avoir l'inconvénient d'user son action. Je connais cependant un certain nombre de cas où cette action ne s'est pas démentie.

« Ce n'est pas un remède nouveau, car, d'après Murray, les anciens en ont fait usage dans différentes circonstances, et notamment dans la constipation. Prosper Alpin en parle dans son livre de la *Médecine des Égyptiens,* et, comme on est souvent obligé de varier les moyens qu'on oppose à cette indisposition, j'ai cru utile de rappeler celui-ci à l'attention des médecins (1).»

M. le docteur Blondeau, qui, sur les indications de M. Noël Guéneau de Mussy, a fait usage de ces graines, en parle de la manière suivante :

« La plupart des malades qui en ont fait usage, en le substituant à la graine de lin qu'ils employaient auparavant, s'en sont trouvés encore mieux. De plus, et ce n'est pas là un médiocre avantage, la graine de psyllium est beaucoup plus facile à avaler, par conséquent moins répugnante. Au lieu de la laisser préalablement macérer

---

(1) *Bulletin et Mém. de la Société de thérapeutique.* Séance du 9 février 1881.

un peu dans l'eau qui doit en favoriser la déglutition, ils en avalent tout simplement une bonne cuillerée à bouche et le verre d'eau par dessus. Ils choisissent de préférence l'heure du coucher, qui leur est la plus commode. L'effet, c'est-à-dire une garde-robe molle, moulée, plus ou moins copieuse, se produit, généralement, le lendemain matin. J'ai été à même de suivre ces malades, depuis qu'ils se sont mis à ce régime ; ces bons résultats se sont maintenus.

« J'ajoute que, pour donner à ce médicament un goût plus agréable et tout à la fois une propriété carminative, j'y associe, suivant l'idée que m'en a suggérée un de nos pharmaciens les plus entendus, soit de l'huile essentielle de *Badiane*, soit de l'huile essentielle ou une petite quantité de semence de *fenouil* (1). »

Il paraît que les semences de psyllium contiennent un abondant mucilage. Elles agiraient donc comme la graine de lin et ne posséderaient pas les vertus stomachiques de la moutarde blanche et de l'eau de Châtel-Guyon.

J'observerai, en terminant cet article, qu'une bonne manière d'accroître l'effet laxatif des raisins est d'en manger les grains avec la peau et les pépins.

---

(1) *Soc. de Méd. de Paris*, séance du 12 mars 1881, *in Union médicale*, 1881, t. II.

# CHAPITRE X

### Des Ferments digestifs artificiels et de quelques autres produits.

L'acidité est un caractère commun à la plupart des compositions stomachiques ; et ce caractère devient tout à fait remarquable lorsqu'on observe que le menstrue de la chymification est acide.

Il est, en effet, légitime de considérer l'action du principe acide des agents stomachiques comme supplétive ou complémentaire de celle que développe l'acide de l'estomac, s'il est vrai que cet acide puisse manquer ou n'exister qu'en proportion insuffisante dans certains cas d'indigestion, et qu'une telle altération du suc gastrique soit la cause réelle de la dyspepsie.

Cette manière de voir, poussée à l'extrême, a eu pour conséquence l'emploi exclusif de deux acides : du *Lactique* ou du *Chlorhydrique*, selon que la physiologie attribuait l'acidité du suc gastrique à l'un ou à l'autre de ces mixtes.

Appliquée aux divers ferments démontrés par la chimie dans les humeurs gastro-duodénales, cette manière de voir a eu encore pour effet d'introduire parmi les agents de la matière médicale la *pepsine*, la *pancréatine*, la *diastase*, le *suc du Carica papaya* et la *bile* même.

Les théoriciens ont dit : la digestion est une suite

d'opérations chimiques de l'ordre des *Catalyses;* et les agents de ces actions catalytiques successives ne sont autres que la Ptyaline ou Diastase salivaire, la Pepsine et son acide, la Pancréatine et la Bile. Or, ces agents, que nous pouvons d'ailleurs isoler, agiraient-ils dans les voies digestives autrement que dans un cristallisoir?

Vous jetez, par exemple, dans un estomac que vous supposez ne plus sécréter de suc gastrique, vous jetez une quantité proportionnée de pepsine, d'acide chlorhydrique et de viande : la fibre musculaire ne va-t-elle pas s'y ramollir, s'y dissoudre, s'y digérer, tout comme elle se ramollit, se dissout et se digère à l'étuve, sous l'œil émerveillé du chimiste? Et, s'il en est ainsi, cette digestion artificielle et forcée, exécutée dans l'estomac au lieu de l'être dans un vase de laboratoire, ne sera-t-elle pas capable de remplacer la chymification même ?

« Grâce à la Pepsine, s'écrie M. le docteur Lucien Corvisart, on peut nourrir les malades dont l'estomac, par faiblesse ou par impuissance, ne digère point ; les nourrir en se passant pour ainsi dire de leur estomac ; faire ses fonctions et sans lui et aussi bien qu'il les aurait faites lui-même, avec autant de profit pour la nutrition et l'entretien de la vie. »

M. le docteur Corvisart exécute encore ses digestions artificielles dans l'estomac. Un amateur a été plus radical : il a proposé d'introduire dans la cavité gas-

---

(1) L. Corvisart, *Dyspepsie et Consomption, etc.,* Paris 1854 ; broch. in-8°.

trique la viande préalablement digérée ! Et, de fait, si la digestion artificielle vaut la naturelle, à quoi bon l'exécuter dans l'estomac ? Pourquoi pas au dehors ? L'estomac, devenant simple canal de transmission, n'aurait plus qu'à passer au duodénum les aliments digérés dans la cave d'un apothicaire ou dans l'arrière-boutique d'un industriel. On a donc inondé notre globe des produits d'une cuisine dont les effets ont étonné Lachésis ; on a déposé partout des *Peptones :* horreur ! jusque dans le derrière des humains.

Détournons la vue de ces immondices, laissons gesticuler les enthousiastes ; ét, l'esprit tranquille, voyons ce que dit l'expérience médicale de ces matières industrielles que le commerce nous représente comme des ferments digestifs. Je laisse la parole à l'un des plus éminents cliniciens de notre époque, à Chomel :

« Dans ces derniers temps, quelques médecins ont pensé, dit Chomel, que la dyspepsie, surtout lorsqu'elle est rebelle, pouvait dépendre de quelques modifications du suc pancréatique ou du suc gastrique lui-même. En conséquence, ils ont proposé de porter dans l'estomac des dyspeptiques ces humeurs recueillies sur des animaux.

« Pour le suc pancréatique, qu'on ne peut aller chercher sur les animaux vivants, on a pensé qu'il devait se trouver en certaine abondance dans le pancréas des animaux morts. On a donc proposé de faire manger aux malades des pancréas de pigeon, beaucoup plus développés proportionnellement que ceux des autres volatiles, et préparés de manière à en faire un aliment acceptable. Je n'ai assisté qu'à un essai de ce genre, assez prolongé, malgré l'extrême répugnance qu'il inspirait : le résultat en a été nul.

« Quant au suc gastrique proposé par le docteur Lucien Corvisart, il a pu être retiré de l'estomac des animaux vivants, desséché et réduit en une sorte de poudre qu'on fait prendre avant ou après le repas. Les premiers essais, comme cela arrive souvent, ont paru offrir des résultats encourageants ; mais je dois dire que, rarement, à ma connaissance, ces succès se sont soutenus ; que la plupart des praticiens avec lesquels j'en ai causé n'ont pas même obtenu ces succès éphémères.

« Quant à ce qui me concerne, j'ai pour règle, comme je l'ai dit, de traiter les dyspepsies par l'hygiène, de ne recourir aux remèdes que dans les cas d'insuffisance bien constatée du régime et surtout de l'éloignement complet de toutes les causes qui ont concouru au développement du mal. Or, ces cas sont des exceptions, et, avant de recourir aux pancréas de pigeon ou au suc gastrique des animaux, je cherche à remplir toutes les indications étiologiques, à réunir toutes les conditions hygiéniques de régime ; j'y joins, dans quelques cas, l'emploi des amers ou des eaux minérales, etc. Rarement, le mal résiste, et les occasions d'employer les sucs pancréatique ou gastrique m'ont le plus souvent échappé. Lorsque je les ai essayés dans ces circonstances, l'effet a été nul ou douteux.

« Il est, d'ailleurs, à remarquer que, pour les employer à propos, il faudrait avoir des signes à l'aide desquels on reconnaîtrait que la dyspepsie en présence de laquelle on se trouve est due à une altération de ces sucs ! Or, la science ne possède pas actuellement ces signes; les possédera-t-elle un jour ? Jusque-là, on est réduit à essayer ces remèdes à tout hasard et à jeter dans un estomac qui souffre un remède suggéré seulement par la théorie et qui ne peut être utile que dans une *condition supposée* dont aucun *signe positif* ne saurait, aujourd'hui du moins, *démontrer l'existence*. Enfin, au milieu de ces essais de remède, la chose principale, c'est-à-dire le régime, se trouve presque inévitablement reportée sur le second plan (1). »

Ainsi s'exprimait Chomel en 1857; et ce qu'il dit de l'impuissance médicinale des ferments digestifs artificiels est l'absolue vérité.

J'ai employé, dans une foule de circonstances, les produits commerciaux vulgairement appelés *Pepsine, Pancréatine, Diastase*, auxquels je joins hardiment le suc de tous les *Caricas papayas* du monde, et le résultat a toujours été sensiblement nul. Ce sont là des drogues que je range, avec G. Baglivi (2), parmi ces remèdes d'opinion qui, maniés prudemment, sont souvent fort utiles, en flattant les préjugés des malades

---

(1) CHOMEL, *Des Dyspepsies*. Paris, 1857; in-8°, p. 229.

(2) Voyez, dans sa *Médecine pratique*, son beau *Traité des moyens de guérir les maladies de l'âme et de faire leur histoire.*

et des assistants. Alexandre avait coutume de dire qu'il faut des remèdes aux malades, comme des jouets aux enfants !

Je ne repousse pas, cependant, l'emploi des matières organiques qui, semblables à la *levure*, sont capables de provoquer un certain mouvement de fermentation ; d'autant que ce mouvement, provoqué dans l'estomac, paraît compléter en quelque sorte l'action du suc gastrique ou plutôt la rendre et plus prompte et plus parfaite.

Dans cette vue, je prescris d'ordinaire un fragment de fromage de Roquefort, assez avancé, mais non trop piquant. On le prend au dessert avec un menu morceau de pain ; et je fais boire par dessus quelques gorgées d'un vin rouge au parfum délicat.

L'acide de l'estomac et la bile ne sont point de véritables ferments : ils rendent simplement possible l'action de la pepsine et de la pancréatine naturelles. La bile, en outre, favorise l'absorption du chyle et possède des propriétés anti-putrides manifestes. Ce sont là des actions chimiques d'ordre commun et que des agents artificiels peuvent, sans doute, reproduire en grande partie.

L'emploi des acides pour favoriser la digestion est d'une pratique séculaire justifiée par l'expérience. L'emploi du *fiel de taureau* ou de *bœuf*, pour remédier aux effets de la suppression de bile, est moins ancien.

Chomel a donné la théorie de l'action médicinale du fiel. Il le prescrivait dans les états dyspepsiques où, le cours de la bile étant entravé, les troubles de la digestion intestinale sont une suite de la suppression de cette humeur.

« Dans les cas de dyspepsie avec coloration ictérique des parties extérieures et décoloration des matières fécales, j'ai pour usage, dit-il, d'associer aux aliments que me paraît réclamer l'état des organes les pilules de fiel de bœuf en nombre suffisant pour atteindre la dose d'un demi-gramme à un gramme à chaque repas. J'y associe, dans le cas de constipation, un dixième de savon médicinal ou de diagrède (scammonée), quelque extrait amer comme ceux de taraxacum ou de gentiane. Sous l'influence de ce moyen, on observe le plus souvent quelque amélioration dans les fonctions digestives, lorsque le foie lui-même n'est pas sérieusement lésé. La production de gaz, ordinairement augmentée par la rétention de la bile dans ses conduits, diminue, et une partie des souffrances abdominales s'évanouit, en même temps que les fèces reprennent une couleur presque normale par leur mélange avec la *bile d'emprunt* portée dans les voies digestives (1). »

Ne serait-il par préférable d'exciter la fonction du foie et de chercher à rétablir ainsi le cours de la bile, au moyen d'une cure à Châtel-Guyon ?

---

(1) CHOMEL, *Loc. cit.*, p. 231.

# CHAPITRE XI

## Des liqueurs acides.

Je ne crois pas que nous possédions actuellement de composition capable de remplacer le suc gastrique; mais il existe certainement des substances qui complètent l'action de ce suc et achèvent de mettre en mouvement l'estomac.

Parmi ces substances, les plus employées sont l'eau-de-vie, le sucre, les acides et les matières odoriférantes et balsamiques qui affectent agréablement le palais.

Les médecins ont combiné ces substances de mille manières : ils en ont formé des compositions efficaces sans doute, mais généralement peu agréables.

Des pharmaciens sont venus qui ont fini par les gâter en surchargeant ces compositions d'une foule de choses bizarres tirées des végétaux, des animaux et des minéraux.

Rejetons impitoyablement de la pratique médicale, comme inutiles et dangereux, ces vins, et ces élixirs d'apothicaire, et tout ce fatras énorme de drogues absurdes qui déshonorent tout ensemble et la médecine et la pharmacie !

Les compositions spiritueuses acides les plus célèbres sont : l'*élixir viscéral d'Hoffmann*, l'*élixir vitriolique de Mynsicht*, l'*élixir de propriété acide de Paracelse*, l'*es-*

*sence carminative de Wédel*, l'*eau de Theden;* mais la plus simple, la plus agréable et la plus douce est certainement la *liqueur balsamique acide*, préparée pour les besoins de ma pratique par P.-L. Pons.

Je vais donner une idée de ces différentes compositions, d'autant qu'elles n'existent pas dans la Pharmacopée française : elles sont, en effet, plutôt du ressort du liquoriste que du pharmacien.

Voici d'abord la formule de l'élixir viscéral d'Hoffmann et la manière de le préparer. Prenez :

Zestes récents d'oranges amères . . .   120 grammes.
Vin de Hongrie . . . . . . . . . . .   720    —
Alcoolat d'écorces d'oranges . . . .    60    —

Faites macérer pendant huit jours, passez avec forte expression, faites dissoudre dans la colature :

Extrait d'absinthe. . . . . . . . . . ⎫
    — de chardon-bénit . . . . . ⎬ *aa* 30 grammes.
    — de petite centaurée . . . . ⎪
    — de gentiane . . . . . . . ⎭

Filtrez après deux jours de macération.

La dose de cet élixir est de 4 à 8 grammes dans un verre d'eau sucrée. Son acidité est due au vin de Hongrie et, par conséquent, au tartrate acide.

Les trois compositions suivantes doivent leurs propriétés acides à l'huile de vitriol. Commençons par l'élixir vitriolique de Mynsicht, dont voici la formule :

Racine d'acore odorante. . . . . . ⎫ $\tilde{aa}$  40 grammes.
 — de galanga . . . . . . . . ⎭

Sommités d'absinthe . . . . . . ⎫
 — de menthe crépue. . . ⎪ $\tilde{aa}$  20   —
 — de sauge . . . . . . . ⎬
Fleurs de camomille . . . . . . ⎭

Cannelle fine. . . . . . . . . . ⎫
Cubèbe . . . . . . . . . . . . ⎪
Gingembre . . . . . . . . . . ⎬ $aa$  15   —
Girofle . . . . . . . . . . . . ⎪
Muscade . . . . . . . . . . . ⎭

Bois d'aloès . . . . . . . . . . ⎫ $\tilde{aa}$  5   —
Zestes de citrons . . . . . . . . ⎭
Sucre. . . . . . . . . . . . . .   160   —
Alcool à 60° . . . . . . . . . .   960   —
Acide sulfurique purifié . . . . .   160   —

Mêlez d'abord l'acide sulfurique et l'alcool ; versez le mélange dans un matras sur les autres ingrédients pulvérisés ; faites macérer pendant quinze jours à une douce chaleur et filtrez.

Donnez de cet élixir, de deux gouttes à quarante, dans une suffisante quantité d'eau.

L'eau de Théden est la seconde des liqueurs acides

qui doivent cette qualité à l'huile de vitriol. On la prépare de la manière suivante :

Acide sulfurique purifié . . . . . . 5 grammes.
Alcool à 90° . . . . . . . . . . . } ãa 240 —
Suc d'oseille filtré . . . . . . . . }
Eau distillée . . . . . . . . . . . 5 —
Poudre de sucre . . . . . . . . . 120 —

Mêlez, d'une part, et avec précaution, l'acide sulfurique et l'alcool ; d'autre part, faites fondre le sucre dans l'eau et le suc d'oseille. Mêlez les deux liqueurs dans un matras, et filtrez après huit jours de macération.

L'eau de Théden se donne à la dose de vingt à trente gouttes dans un verre d'eau aromatisée. L'acide oxalique y représenterait-il une part du principe acide ?

L'élixir de propriété de Paracelse n'est pas acide ; mais on le rend acide, pour les besoins de la pratique, au moyen d'une dose minime d'huile de vitriol affaibli. Prenez :

Teinture de Myrrhe . . . . . . . . 120 grammes.
— de safran . . . . . . . } ãa 90 —
— d'aloès . . . . . . . . }
Acide sulfurique dilué. . . . . . . 12 gouttes.

Mêlez les trois teintures. Ajoutez l'acide sulfurique.

La dose de cet élixir est de dix gouttes à quarante gouttes dans un verre d'eau sucrée.

L'acide azotique forme le principe acide de l'essence de Wédel ; la dose est de vingt à quarante gouttes que l'on mélange à un verre d'eau sucrée. Prenez pour préparer cette essence :

Racine de zédoaire . . . . . . . .          80 grammes.
   — de carline . . . . . . . . }
   — d'acore aromatique . . . . } $\tilde{aa}$  40    —
   — de galanga . . . . . . . . }
Fleurs de camomille romaine . . }
Fruits d'anis. . . . . . . . . . } $\tilde{aa}$  20    —
   — de carvi . . . . . . . . . }
Ecorces d'oranges . . . . . . . . }
Girofle . . . . . . . . . . . . } $\tilde{aa}$  15    —
Baies de laurier . . . . . . . . }
Macis. . . . . . . . . . . . . .          15    —
Alcoolat de citron . . . . . . . .        1,440   —
Esprit de nitre dulcifié . . . . . .       50    —

Pulvérisez toutes les substances sèches ; faites-les macérer pendant quinze jours dans l'alcoolat et l'esprit de nitre mélangés ; passez avec expression et filtrez.

J'ai étudié ces diverses compositions ; et, quelque efficaces qu'elles soient, je les déclare barbares. Elles offensent la vue, l'odorat et tout ensemble le goût. Enfin, je les trouve trop compliquées.

Fr. Hoffmann avait eu un trait de génie en faisant infuser des zestes d'oranges amères dans l'alcoolat d'écorces d'oranges ; mais aussitôt il gâte tout par l'addition d'extraits noirs et amers.

Et que dirai-je de l'élixir de Mynsicht? de cet assemblage informe de substances odoriférantes, balsamiques, âcres, amères, les unes délicates, les autres grossières ! Je ne retiens de cet élixir et de l'essence de Wédel que les zestes de citrons.

L'eau de Théden me paraît une composition bien vulgaire. L'élixir de propriété acide mêlé à l'eau donne une mixture bourbeuse et positivement atroce.

Il était si aisé, pourtant, de combiner dans une même liqueur un parfum suave, un principe acide, de l'alcool et du sucre !

Prenez, par exemple, de bon alcool de vin à 85 degrés, des zestes d'oranges et de bergamotes fraîches. Mettez les zestes dans l'alcool. Laissez infuser pendant deux jours. Retirez, par distillation lente au bain-marie, les deux tiers de la liqueur.

Préparez un sirop de sucre que vous colorerez au moyen d'écorces d'oranges provenant de Curaçao.

Réunissez le sirop et l'alcoolat dans des proportions convenables. Ajoutez une quantité déterminée d'acide chlorhydrique dissous.

En opérant de la sorte, et si vous êtes un artiste habile, vous obtiendrez la liqueur balsamique acide : composition agréable à l'œil, exhalant un parfum suave et délicieuse au goût.

Je donne aux personnes qui digèrent mal, dans les cas de dyspepsie simple, une cuillerée à café de liqueur balsamique acide après chaque repas.

# CHAPITRE XII

### La Potion acide à la Menthe et le Cauchemar.

En dissipant les désordres des voies digestives, en les nettoyant et en rétablissant les fonctions de l'estomac et des intestins, les eaux de Châtel-Guyon prises à leur source guérissent la dyspepsie flatulente et le cauchemar qui l'accompagne si fréquemment. Mais on ne peut y avoir recours dans les attaques fortuites de ces indispositions ; et c'est justement à de tels cas que convient la potion suivante lorsqu'il ne paraît pas utile d'y provoquer le vomissement :

Eau commune . . . . . . . . .  100 grammes.
Eau distillée de menthe poivrée.  30    —
Sirop de sucre. . . . . . . . .  20    —
Acide sulfurique dilué. . . . .  12 gouttes.

Mêlez les eaux et le sirop ; ajoutez ensuite les gouttes d'acide sulfurique dilué faites avec le compte-goutte officinal. La dose d'acide sulfurique dilué peut varier de *dix* à *quatorze* gouttes. Au-dessous de *dix* gouttes, l'acidité est insuffisante ; au delà de *quatorze* gouttes, l'acide sulfurique affecte un peu trop les dents.

La potion acide à la menthe est incolore et limpide. L'essence de menthe qu'elle contient flatte agréablement l'odorat et laisse dans la bouche, le pharynx, l'œsophage et à l'épigastre une sensation de fraîcheur assez persistante ; cette essence excite, en outre, les mouvements de l'estomac et provoque l'éructation. L'acide sulfurique relève le goût de la menthe et communique à la composition une saveur plus agréable ; mais, de plus, il active et complète les phénomènes chimiques de la digestion stomacale, comme l'ont démontré, vers la fin du dix-huitième siècle, les observations des médecins de Londres et de Ant. de Haen.

La potion acide à la menthe dissipe assez aisément les attaques de la *Dyspepsie flatulente simple*, c'est-à-dire de la Dyspepsie flatulente qui n'est point essentiellement douloureuse et dans laquelle le sentiment de défaillance ne forme pas un fait dominant.

Le Cauchemar est très souvent l'effet de la Dyspepsie flatulente ; et cette affection pénible attaque surtout les personnes nerveuses sédentaires qui vivent dans l'abondance, rien ne contribuant davantage à la faire naître que de manger beaucoup à une heure avancée de la nuit et de se coucher aussitôt après.

Pour prévenir le Cauchemar, on peut conseiller les moyens suivants : exercice convenable pendant la journée, fuir les méditations profondes, chasser le chagrin et tout ce qui peut affecter l'âme péniblement, repas du soir léger et pris de bonne heure, ne faire usage que d'aliments de facile digestion. Je n'approuve pas la prescription des médecins qui, pour activer la digestion, font prendre, au moment du coucher, un petit verre d'eau-de-vie. Cette pratique me paraît dangereuse et peu efficace. Je ne donne l'eau-de-vie que lorsque les personnes dont les digestions sont laborieuses ont pris des aliments indigestes : elle me paraît être alors nécessaire, surtout si le sujet est sobre. Dans les circonstances ordinaires, je conseille l'eau distillée de menthe poivrée. Un petit verre de cette eau est souvent, en effet, aussi favorable à la digestion qu'une même quantité d'eau-de-vie et ce remède n'offre aucun danger. Il faut, d'ailleurs, éveiller les personnes affectées par le Cauchemar et leur adresser la parole.

L'eau distillée de menthe poivrée est, comme l'ont dit plusieurs médecins, un moyen efficace contre la Dyspepsie flatulente avec Cauchemar et que l'on doit préférer ordinairement à l'eau-de-vie, parce qu'elle n'affecte pas la tête ; mais ce moyen est certainement plus efficace encore lorsqu'on y joint quelques gouttes d'acide sulfurique dilué. La potion acide à la menthe est un bon remède de cette affection, à moins que les défaillances, l'abattement musculaire ou la douleur n'y forment une circonstance essentielle, car alors rien n'égale la puissance des liqueurs spiritueuses employées avec modération, soit seules, soit additionnées d'une dose appropriée de laudanum de Sydenham.

Faites prendre la potion acide à la menthe par cuillerées, soit d'heure en heure, soit à des intervalles plus rapprochés ou plus éloignés, suivant le besoin ou le désir du malade.

# CHAPITRE XIII

## Des évacuations gastro-intestinales excessives
## qui surviennent à l'Indigestion.

Ces évacuations excessives, qui peuvent d'ailleurs acquérir un haut degré de gravité, dépendent :

1° De l'indigestion elle-même, c'est-à-dire de l'impression contre nature que produisent sur la sensibilité de la muqueuse les matières ingérées et non digérées et tous les produits de l'indigestion ;

2° Des moyens employés dans son traitement, tels que vomitifs et purgatifs ;

3° De l'influence saisonnière ou épidémique ;

4° Enfin, du tempérament du sujet.

Mais, parmi ces causes diverses, l'influence saisonnière me paraît être dominante; et c'est à elle, sans doute, qu'il faut attribuer ces évacuations disproportionnées qui surviennent, sans prédisposition idiosyncrasique, à des indigestions légères et à l'emploi de compositions purgatives et vomitives incapables de provoquer le moindre désordre dans les circonstances ordinaires.

Les médecins ont bien vu que, vers le temps des équinoxes, les dyspepsies, étant plus fréquentes, laissent souvent à leur suite une gastro-entérite qui persiste malgré le régime de vie le mieux ordonné, et qui se transforme en fièvre gastrique catarrhale, en entérite catarrhale et même en dysenterie. Ils savent que, dans de tels cas, le meilleur remède et le plus prompt est de faire prendre aux malades, soit un purgatif, si les désordres intestinaux prédominent, soit un vomitif, si l'estomac paraît être plus spécialement affecté. Or, j'ai vu fréquemment cette médication, d'ailleurs parfaitement indiquée et généralement efficace, provoquer, dans ces circonstances, une attaque de choléra.

Tantôt ce choléra conserve son identité, c'est-à-dire les caractères de ce qu'on nomme *superpurgation* et *choléra stibié;* tantôt il change de nature, se transforme et affecte la manière du choléra saisonnier que, dans nos climats, on nomme *choléra nostras,* par opposition au choléra exotique ou choléra indien.

Ces trois espèces de choléra : le stibié, le saisonnier et l'asiatique, peuvent se rencontrer chez plusieurs personnes dans un même temps ; et j'observe qu'on peut et qu'on doit même les distinguer. J'ai traité de cette question de diagnostic dans mes *Etudes sur le choléra indien* (1).

Les évacuations excessives qui surviennent à l'indigestion guérissent en général spontanément; mais on peut toujours les supprimer, pour ainsi dire séance tenante, au moyen du laudanum de Sydenham.

---

(1) V. Audhoui, *Etudes sur le choléra indien.* Paris, 1881, in-8 .

# CHAPITRE XIV

**De l'Indigestion idiopathique et de la symptomatique.**

Revenons à l'indigestion. Elle est symptomatique ou bien idiopathique.

L'indigestion symptomatique, qui, d'ailleurs, peut être, à certains moments, aussi essentielle que l'idiopathique, reconnaît pour causes une lésion quelconque des organes digestifs : l'état fébrile ; l'affection d'un organe, tel que le cerveau, par exemple, ou les poumons, capable de troubler par sympathie ou par communication mécanique, comme dans la toux, les actes de la digestion.

L'indigestion idiopathique est toujours essentielle, cela va de soi. Elle peut survenir, d'ailleurs, à des sujets bien portants ou déjà malades ; et se montre dans deux circonstances :

1° Comme une conséquence immédiate d'un régime de vie contre nature et particulièrement d'une alimentation vicieuse, de l'ingestion des substances irritantes et toxiques, ou d'aliments de bonne qualité, mais imparfaitement mâchés ;

2° Comme un effet inévitable de l'ingestion répétée de produits pharmaceutiques chez les malades bourrés de drogues et soumis, selon la coutume, à des traitements insensés.

Les erreurs de régime qui causent l'indigestion idiopathique affectent deux modes : tantôt ces erreurs sont comme fortuites, accidentelles, passagères, ne se reproduisant plus ou qu'à de longs intervalles; tantôt elles sont perpétuelles ou fréquemment renouvelées. Chacun de ces modes donne une forme particulière d'indigestion; ou plutôt le premier mode engendre l'indigestion fortuite, pouvant se reproduire, d'ailleurs, à des intervalles plus ou moins longs; le second donne une sorte d'indigestion perpétuelle ou une suite d'indigestions reliées les unes aux autres par l'irritation des organes digestifs que les premières ont provoquée et que les suivantes entretiennent assidûment. Et j'observe que, dans cette forme de dyspepsie, l'irritation des organes digestifs et l'indigestion se provoquent, s'aggravent et se perpétuent réciproquement.

Cette indigestion idiopathique, qui se renouvelle en quelque sorte chaque jour et se perpétue, et à laquelle on donne vulgairement et plus spécialement le nom de *dyspepsie*, constitue, la presque totalité des maladies qui sont spéciales ou propres aux organes digestifs.

## CHAPITRE XV

### De la Dyspepsie

Ainsi, le mot *dyspepsie*, dans la signification la plus étendue, est synonyme d'indigestion; mais, dans un sens plus restreint, il désigne cette forme de l'indigestion idiopathique qui se renouvelle assidûment chaque jour et se perpétue par la persistance des erreurs de régime et par le maintien de l'irritation des organes digestifs.

La dyspepsie, prise dans ce dernier sens, est une chaîne d'indigestions quotidiennes légères, totales ou partielles, entremêlées d'indigestions plus fortes, bénignes ou graves.

La dyspepsie a pour symptômes :

1° Des altérations de l'appétit et de la soif, des troubles de la digestion stomacale et intestinale, le vomissement, la constipation, les flatulences, la diarrhée, la lientérie, etc., et des lésions des organes digestifs qui sont une suite de l'irritation que produisent les aliments mal digérés et jouant le rôle de corps étrangers ;

2° Des désordres sympathiques qui affectent le système tout entier ou quelqu'une de ses parties. Tels sont : la lassitude et la courbature, l'assoupissement, les vertiges, la migraine et la céphalalgie, les troubles intellectuels, l'insomnie, le cauchemar, les anxiétés, les troubles des mouvements respiratoires et même les attaques d'asthme, les palpitations, les fluxions en diverses parties du corps, la réfrigération et la perte de connaissance, les bouffées de chaleur et les accès fébriles, les sueurs, les urines abondantes et incolores, les troubles de la vue, de l'ouïe, de l'odorat, du goût, les anesthésies, la névralgie intercostale, etc., etc.;

3° L'inanition et les divers désordres de la nutrition, qui sont une suite de l'introduction dans l'organisme d'un chyle mal élaboré ou insuffisant.

La dyspepsie persistante a pour effet de perpétuer la faiblesse et de l'aggraver encore en ne permettant pas à l'organisme, même lorsqu'il est placé dans les meilleures conditions, de reprendre le jeu régulier de ses fonctions. Et voilà ce qui fait de la dyspepsie la cause la plus habituelle et la plus fréquente des maladies symptomatiques et des maladies chroniques.

L'affaiblissement de l'organisme est entretenu et aggravé par la dyspepsie ; et tout ensemble, les désordres de la nutrition, qui sont la conséquence des troubles de la digestion, perpétuent les effets des maladies antécédentes ou intercurrentes et transforment en maladies symptomatiques ces désordres qui se résoudraient par la reconstitution de l'énergie.

La dyspepsie fait durer les désordres résolubles et aggrave ceux qui ne le sont pas.

Th. Bordeu a dit qu'un grand nombre de maladies chroniques sont *stomacales*, et c'est la même idée que celle que j'exprime ici en disant que ces maladies sont causées et entretenues par la dyspepsie.

Tel est l'enchaînement des phénomènes dans la genèse des maladies chroniques qui dépendent de la dyspepsie.

Lorsque la dyspepsie guérit, d'abord disparaissent ses symptômes : les digestions reprennent leur cours naturel, les troubles sympathiques se dissipent, un chyle mieux élaboré et plus abondant pénètre dans les vaisseaux, les perturbations nutritives cèdent peu à peu, et l'organisme reconstitue son énergie. Alors seulement disparaissent les lésions dépendantes de la dyspepsie, qui forment les maladies symptomatiques et chroniques. Et il y a souvent un intervalle sensible entre la cessation de la dyspepsie et la résolution des désordres qu'elle entretenait.

# CHAPITRE XVI

**Que la sobriété est l'unique remède de la Dyspepsie.**

La sobriété guérit les troubles digestifs existants et en prévient les retours.

Mais qu'est-ce que la sobriété? — C'est, dit-on, la modération dans le boire et le manger : définition insuffisante, car il resterait encore à déterminer ce qu'on entend par cette modération.

Tout est relatif dans ce monde, même la modération; et pour ce qui est de la sobriété, elle n'a de réalité qu'autant qu'on la considère par rapport au tempérament et aux circonstances persistantes ou fortuites auxquelles chacun de nous est soumis.

La sobriété consiste sans doute à ne prendre, en fait d'aliments et de boissons, que juste la quantité nécessaire au libre et complet exercice de la nutrition; mais, par rapport aux organes digestifs, je dis qu'elle consiste surtout dans une digestion prompte et complète, n'abandonnant aux premières voies que très peu de résidu, quelle que soit d'ailleurs la quantité des substances alimentaires consommées. C'est sous ce dernier point de vue que je vais considérer son application au traitement de la dyspepsie.

Je suppose les organes digestifs entièrement nettoyés par vomissement et par déjection et soustraits à l'influence des causes occasionnelles qui peuvent troubler leur action. Je suppose encore l'irritation de la muqueuse dissipée et les forces rétablies par une cure à Châtel-Guyon. Toute la maladie étant réduite aux seuls troubles de la digestion, vous observerez les règles suivantes :

1° N'introduire dans les voies digestives que des matières alimentaires et des boissons.

Ce précepte est capital : il ordonne la suppression de l'alcool et de toutes les liqueurs spiritueuses, de tous les condiments inutiles, de toutes les drogues qui ne sont pas actuellement indiquées ; du tabac même, soit qu'on le fume, qu'on le chique ou qu'on le prise. Il ordonne aussi la suppression du sucre et des compositions sucrées, qui ne sont guère que des objets de gourmandise.

2° Choisir les matières alimentaires non seulement parmi les meilleures et les mieux appropriées, mais surtout parmi celles qui réveillent le désir et flattent la vue, l'odorat et le goût.

3° Ne prendre de ces matières que la quantité capable d'être promptement et entièrement digérée.

La quantité des aliments susceptible d'être digérée ne peut être déterminée que par l'expérience, dans chaque cas particulier. Réduisez tout d'abord au minimum la quantité des aliments, ne donnez que des boissons alimentaires, et, jugeant de l'effet de ce régime, augmentez progressivement jusqu'au moment où le malade recommencera à souffrir. Ou bien, partant de la quantité d'aliments actuellement ingérée qui provoque des indigestions, diminuez-la jusqu'à ce que le repas ne soit suivi d'aucune gêne à l'épigastre, d'aucune douleur, d'aucune affection sympathique.

Portez surtout votre attention sur les dérangements intestinaux qui surviennent à des digestions paraissant être régulières. Ces dérangements sont, dans la plupart des cas, l'effet d'une chymification imparfaite. Diminuez donc les aliments jusqu'au point où cesseront ces dérangements.

Mais n'oubliez pas que l'alimentation n'est pas seulement viciée par la mauvaise qualité, absolue ou relative, des aliments, mais aussi par l'*insuffisance des principes alimentaires*, que cette insuffisance porte d'ailleurs sur la totalité ou sur l'un quelconque de ces principes.

L'insuffisance des principes alimentaires produit l'*inanition*, et l'inanition prolongée, la dyspepsie.

L'inanition est *totale* ou *partielle :* totale, lorsque tous les principes alimentaires ou la plupart de ces principes manquent à la fois ; partielle, lorsqu'un seul de ces principes fait défaut. On guérit l'inanition totale en alimentant le malade à l'ordinaire. On guérit l'inanition partielle en rendant à l'alimentation le principe qui lui manquait.

Mais, dans toute inanition, la difficulté n'est pas de présenter à l'organisme les aliments nécessaires, la difficulté, parfois insurmontable, est de soumettre les éléments de réparation à l'action des organes digestifs sans provoquer d'indigestion. Il y a réellement un art de nourrir les dyspepsiques et les inanitiés.

4° Préparer la digestion par une bonne mastication et une insalivation suffisante.

L'insalivation excite la sécrétion du suc gastrique, une chymification bien faite et l'imprégnation du chyme par le suc gastrique excitent la sécrétion de la bile et du suc pancréatique.

5° Ne pas distraire l'organisme occupé à la digestion.

6° Faciliter l'absorption des produits digérés et préparer l'organisme à une nouvelle digestion.

Ici se placent les actions organiques diverses que l'homme peut accomplir en dehors de la digestion. Tels sont l'exercice, le travail intellectuel, le jeu des affections morales, l'amour et ses plaisirs, etc., etc.

Toutes ces actions doivent être réglées par rapport à la digestion, c'est-à-dire qu'elles doivent être telles, qu'elles ne détruisent pas plus de matière que la digestion n'en fournit et qu'elles en détruisent assez cependant pour faire naître le besoin de réparation.

7° Ne commencer une nouvelle digestion que lorsque la précédente est entièrement terminée.

8° Evacuer régulièrement chaque jour le résidu des digestions de la veille.

9° Retourner enfin à Châtel-Guyon s'il y a lieu d'exciter l'organisme et de provoquer, au temps des chaleurs, des déjections plus abondantes.

Tout le secret du traitement de la dyspepsie et de sa prophylaxie consiste dans l'application de ces règles, modifiées d'après les exigences de chaque cas particulier.

# LIVRE QUATRIÈME

## DU NETTOIEMENT DES VOIES DIGESTIVES
## PAR LE LAVAGE DE L'ESTOMAC

## CHAPITRE PREMIER

### Du sondage de l'Estomac.

Cette opération a pour but d'introduire une sonde dans la cavité gastrique, en traversant la bouche, le pharynx et l'œsophage.

On y emploie la *sonde œsophagienne* et la *sonde de caoutchouc*, faite d'un fragment de tube de caoutchouc anglais, suffisamment long.

Le calibre de la sonde de caoutchouc, le plus convenable, représente le n° 29 de la filière de Charrière, les parois du tube n'ayant pas plus de deux millimètres d'épaisseur. Une telle sonde est extrêmement souple, légère et tout ensemble assez résistante pour maintenir béant son canal.

8.

Rien de plus aisé que l'introduction de la sonde œso-phagienne.

Le sujet étant assis commodément, la tête appuyée et le cou modérément tendu, placez-vous devant lui, entre ses jambes, et poussez la sonde, tenue de la main droite, comme une plume à écrire, dans le fond du gosier, sur le côté gauche, en guidant son bec (ce qui n'est pas tou-jours nécessaire), avec le doigt indicateur de l'autre main.

Le mouvement d'impulsion, communiqué à la sonde œsophagienne, doit être on ne peut plus modéré. Le moindre effort contre la paroi du pharynx courbe son bec, en effet, et le fait pénétrer jusque dans l'œsophage, en glissant à gauche, en arrière du larynx.

Le patient peut introduire lui-même la sonde œsopha-gienne. Il n'a qu'à lever la tête, tendre le cou et porter le bec de la sonde jusque dans le pharynx. Il la fait pénétrer, alors, par un mouvement combiné de propul-sion et de déglutition. Le mouvement de déglutition exécuté à propos, permet au bec de la sonde de glisser derrière le larynx, sans accrocher les arythénoïdes.

L'introduction de la sonde de caoutchouc n'offre pas plus de difficulté ; seulement, à cause de sa grande flexibilité, on doit cesser tout mouvement d'impulsion quand son bec est parvenu dans l'arrière-bouche et se contenter de la maintenir. C'est par la seule déglutition, en effet, que cette sonde, saisie par la langue et par le pharynx, doit passer dans l'œsophage. Alors une impulsion légère la fait cheminer jusqu'à l'estomac.

Ne faites pas usage de la sonde de caoutchouc

chez les sujets qui ne peuvent pas ou ne savent pas avaler.

Cette sonde, introduite de travers, accroche le larynx et se plie. Or, de deux choses l'une : ou bien il n'est pas possible de la faire avancer ; ou bien le coude formé par le pli s'engage assez profondément pour laisser croire que le sondage est parfait.

Une fois, j'ai commis cette dernière erreur. La sonde introduite, j'y fis couler de l'eau et l'eau ne passa pas. Je crus à l'obstruction du canal par quelque corps étranger chassé de l'estomac dans les efforts de vomissement ; mais, en retirant la sonde, je constatai qu'elle était pliée en deux. Le sujet, qui l'avalait habituellement sans difficulté, l'avait poussée, ce jour-là, avec force et en avalant de travers.

Il est assez inutile d'enduire les sondes de matières onctueuses. En effet, l'excitation que provoque la présence d'un corps étranger dans la bouche et l'arrière-bouche fait aussitôt couler salive et mucus, et les sondes se trouvent promptement revêtues d'un enduit qui les rend extrêmement glissantes.

Le premier sondage de l'estomac est d'ordinaire pénible : le pharynx se contracte avec violence, l'estomac se soulève, l'œsophage est entraîné dans le mouvement anti-péristaltique et le patient vomit. On s'y habitue pourtant assez vite. Après quelques séances, par exemple après la troisième ou quatrième, l'introduction des sondes ne souffre plus de difficulté.

Certains sujets ferment involontairement la bouche et

sont pris de suffocation au moment même où la sonde franchit le pharynx. Vous ferez cesser aisément cét état pénible en ordonnant au patient de respirer par le nez.

Le passage journalier des sondes irrite parfois la muqueuse du pharynx et de l'œsophage et le sondage de l'estomac provoque de la douleur. Suspendez alors, pendant quelque temps, l'introduction des sondes.

Il ne faut jamais, dans le sondage de l'estomac, forcer les obstacles. Remettez au lendemain si les sondes ne passent pas ou si la surexcitation provoquée par l'opération est excessive.

Lorsque la sonde est bien placée, la respiration est libre et la parole simplement gênée.

Enveloppez le patient dans une grande alèze, en laissant toutefois les mains libres, afin qu'il puisse tenir la sonde et s'essuyer si la salive venait à couler.

# CHAPITRE II

### Du conduit que forme la sonde introduite dans l'Estomac.

La sonde, introduite et en place, représente un *conduit* qui met l'estomac en communication directe avec le dehors ; et cet appareil offre de grands avantages :

1° Il permet l'introduction de matières liquides, dans la cavité gastrique, sans succion, sans déglutition ;

2° Il permet à l'estomac de se vider par simple effort, et supprime tous ces phénomènes si pénibles de vomissement qui reconnaissent pour causes les mouvements forcés et anomaux de toutes les parties comprises entre le cardia et l'orifice buccal ;

3° Il permet, enfin, d'aller puiser en quelque sorte dans l'estomac, et d'en extraire mécaniquement le contenu.

Une seule chose peut s'opposer au jeu régulier de cet appareil : l'obstruction du conduit par quelque corps trop volumineux. Et comme on ne doit introduire dans la sonde que des matières capables de la parcourir aisément, la cause de l'engorgement ne peut être que dans le contenu stomacal.

L'obturation du conduit survient, presque exclusivement, aux personnes qui mâchent mal ou qui engloutissent, sans mâcher, des fragments de viande, de légumes, de salade. Un seul de ces fragments, engagé dans le canal de la sonde, peut arrêter son fonctionnement.

Ne retirez pas tout d'abord la sonde engorgée, car il est assez rare qu'on ne puisse pas lever l'obstruction. Un effort du sujet, exécuté brusquement, chasse ordinairement le corps étranger. Si ce moyen échoue, poussez dans la sonde, vivement, au moyen d'une seringue à hydrocèle, une masse d'eau.

On peut agir encore d'une autre façon :

Adaptez à la sonde un entonnoir de verre et remplissez-le d'eau. La seule pression de la colonne liquide suffira souvent à rejeter dans l'estomac le corps étranger.

Lorsque ces moyens sont inefficaces, il n'y a plus qu'à retirer l'appareil.

# CHAPITRE III

### Origine du lavage de l'Estomac.

Le sondage de l'estomac étant une opération aisée, le conduit que forme la sonde introduite dans l'estomac permettant d'y puiser directement, d'y injecter des masses d'eau et de les retirer d'une façon toute mécanique, rien n'était plus facile que de vider et de nettoyer l'estomac, de le laver en un mot.

Or, c'est ici qu'éclate le génie de la thérapeutique contemporaine !

Il n'est pas toujours à propos de faire vomir; le vomissement, lorsqu'il. doit être fréquemment renouvelé, fatigue beaucoup ; quelquefois, enfin, l'estomac est incapable, malgré des efforts énergiques et soutenus, de se vider entièrement. Eh bien , nous supprimons le vomissement, nous vidons l'organe et nettoyons la muqueuse gastrique, comme on lave et nettoie la vessie et les parties rectales du gros intestin.

Décrivons donc les instruments inventés pour remplir cet objet.

# CHAPITRE IV

### De la pompe gastrique.

Je décrirai deux sortes de pompes gastriques : celle de

M. Collin et la mienne. Je commence par la pompe gastrique de M. Collin.

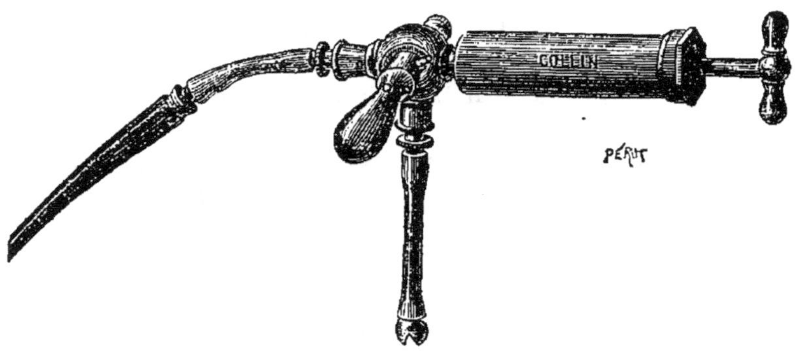


*Fig. 1.*

La pompe gastrique de M. Collin (*fi g*. 1), est en
caoutchouc durci. Son corps est monté sur un robinet à
double effet, dont la clef a la tournure d'un manche
arrondi. L'une des embouchures du robinet est dans
l'axe de la pompe et l'autre perpendiculaire.

A la première embouchure s'adapte le tube de caoutchouc anglais qui met en communication la sonde
et la pompe ; à la seconde, un tube de même matière,
muni à son extrémité d'un anneau de plomb.

Un petit bâton d'ivoire, fixé dans le col du manche, sert
à la manœuvre du robinet. Est-il horizontal? le corps de
pompe est en communication avec la sonde et partant
avec l'estomac ; est-il vertical ? cette communication est
interrompue et le corps de pompe communique avec le
tube à anneau de plomb.

Ainsi, par un mouvement de rotation du manche ne

dépassant par le quart de cercle, on ouvre ou l'on ferme l'une ou l'autre voie.

La pompe gastrique de M. Collin, grand modèle, peut contenir environ 80 grammes d'eau.

Je vais expliquer le jeu de cette pompe.

La pompe étant fixée à la sonde et le tube à anneau de plomb introduit dans un vase plein d'eau, vous saisissez le manche de la main gauche et le piston de la droite ; le bâton d'ivoire est, je suppose, perpendiculaire. Vous tirez lentement sur le piston, et le corps de pompe se remplit d'eau. Alors, ramenant à la position horizontale le bâton d'ivoire, vous poussez le piston, et l'eau chassée dans la sonde arrive à l'estomac.

Tel est le premier temps de la manœuvre ; voyons le second :

Le bâton d'ivoire est horizontal. Vous tirez lentement sur le piston, et le corps de pompe se remplit des matières puisées dans l'estomac. Alors, ramenant à la position verticale le bâton d'ivoire, vous poussez le piston, et les matières chassées dans le tube à anneau de plomb tombent au dehors.

La pompe gastrique de M. Collin est un véritable bijou ; mais vraiment sa capacité est trop faible et je trouve sa manœuvre fatigante. Pour mettre un litre d'eau en mouvement, il faut près de trente coups de piston, et, en effet, on n'introduit guère dans le corps de pompe, à chaque aspiration, que 65 à 70 grammes d'eau.

Ma pompe gastrique est plus simple; elle n'a pas de robinet et son corps peut contenir 250 grammes d'eau.

C'est une grande seringue dont la canule est disposée de manière à recevoir un tube semblable à celui qui dans l'appareil de M. Collin sert à joindre la pompe à la sonde. On la manœuvre d'ailleurs à la façon d'une seringue ordinaire.

Veut-on jeter de l'eau dans l'estomac, on charge la pompe, on l'ajuste au tube de jonction préalablement fixé sur la sonde et l'on pousse le piston. Au contraire, veut-on vider l'estomac, on tire lentement le piston. La pompe remplie, on la dégage, et on la décharge des matières puisées dans la cavité gastrique en poussant le piston.

## CHAPITRE V

### Du siphon stomacal.

Il en existe deux variétés, suivant que l'une des branches, la branche gastrique, est représentée par la sonde œsophagienne, ou que les deux sont formées d'un seul tube de caoutchouc.

Cette dernière variété (*fig.* 2), que nous devons à l'esprit ingénieux de M. le docteur Faucher, n'est en réalité qu'une sonde de caoutchouc anglais, environ deux fois et demie plus longue que la sonde ordinaire.

Pour construire un siphon avec la sonde œsophagienne, on n'a qu'à fixer à l'extrémité buccale de cette sonde, privée de la partie conique, un tube suffisamment long.

J'ignore le véritable auteur de cet appareil. Est-ce Lafargue de Saint-Emilion, comme paraît l'insinuer

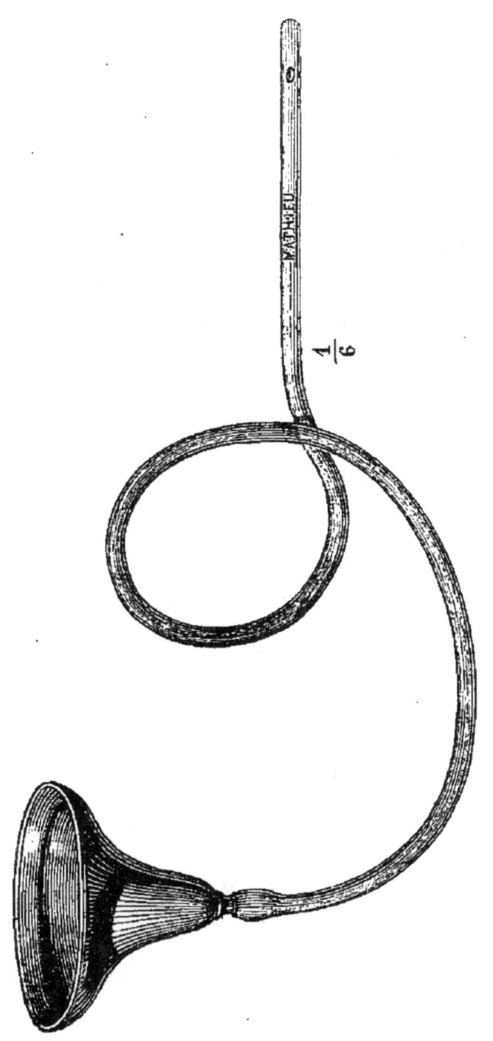


*Fig. 2.*

M. le docteur Dujardin-Beaumetz ? Serait-ce M. Polsz, Allemand, ou M. Oser, de Vienne, ou tout autre?... Il n'importe guère !

Mais revenons au jeu du siphon stomacal.

Je suppose l'appareil installé et l'estomac plein. Il suffit, pour amorcer le siphon, d'un léger effort, d'une secousse de toux. Le liquide stomacal s'élève dans le conduit, franchit la courbure et vient couler au dehors. Le siphon amorcé laisse aller le liquide, sans interruption, jusqu'à ce que l'estomac soit vidé.

L'estomac est-il vide et veut-on le remplir, on adapte un entonnoir de verre à l'embouchure du siphon, on le remplit d'eau et l'on élève l'appareil au-dessus de la tête. L'eau, entraînée par son propre poids, s'engouffre dans la cavité gastrique. Ici, le siphon fait office de sonde.

Renversez et abaissez l'entonnoir prestement, au moment même où il va se vider, et vous verrez l'eau revenir.

## CHAPITRE VI

### De la sonde gastrique à double courant.

Dans une étude sur le *Nettoiement de l'estomac*, publiée par la Thérapeutique contemporaine, je disais :

« J'ai pratiqué le nettoiement de l'estomac avec plein succès dans les cas de *dilatation*, non pas que la lésion même ait disparu, mais j'ai fait cesser l'inanition, j'ai conjuré la mort imminente et mis le sujet en état de vivre de la vie commune. Je me servais simplement de la sonde œsophagienne et de la seringue à hydrocèle, dont j'avais fait couper la canule vers le milieu, afin d'avoir un grand orifice et de pouvoir fixer commodément la seringue dans l'embouchure de la sonde. La pompe stomacale ne m'a jamais plu ; je me sers au besoin du siphon de M. Faucher. Je voudrais pourtant quelque chose de mieux. »

Or, quelques jours après, j'inventais la sonde gastrique à double courant (*fig.* 3), et je pouvais faire paraître dans le même numéro de la THÉRAPEUTIQUE CONTEMPORAINE (1), qui contenait mon étude sur le *Nettoiement de l'estomac*, la description de ce nouvel appareil.

La sonde gastrique à double courant, que j'ai fait construire par M. Collin, a été présentée à l'Académie de médecine, dans la séance du 5 avril 1881, par mon cher et vénéré maître, M. Alph. Guérin.

Elle est formée de deux tubes de caoutchouc anglais de calibre inégal, l'un grand, l'autre petit, joints ensemble dans la partie qui doit pénétrer jusqu'à l'estomac, isolés dans la partie qui doit rester au dehors. Cette disposition donne à la sonde la figure d'un Y.

La longueur totale de la sonde est de 1$^m$,45. La longueur de la partie soudée, de 0$^m$,60. Enfin, le petit tube ne va pas, du côté stomacal, jusqu'au bout de la sonde, il s'ouvre par un orifice latéral, à 12 centimètres de cette extrémité.

---

(1) C'est le n° 12 de l'an 1881.

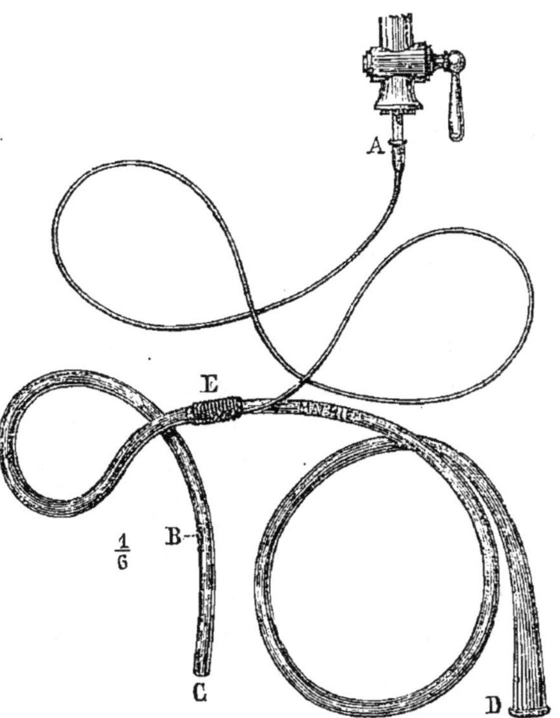


*Fig.* 3.



E. B. C. Partie stomacale de la sonde.

A. E. C. Petit tube servant de conduit pour l'eau.

A. Son embouchure fixée sur le robinet au moyen d'un appareil composé d'une canule et d'un bouchon en caoutchouc.

B. Son orifice stomacal.

C. E. D. Gros tube formant siphon.

D. Son orifice extérieur.

C. Un de ses orifices intérieurs ; les deux autres sont latéraux et situés entre C. et B.

E. Point de jonction des deux tubes. Anneau qui consolide la soudure en ce point et sert d'appui aux dents.

Le calibre du gros tube représente le n° 29 de la filière de Charrière ($9^m/_m$ 2/3). Son diamètre intérieur est de 6 millimètres. Le calibre du petit tube représente le n° 15 de cette filière (5 millimètres). Son diamètre intérieur est de 3 millimètres.

L'orifice stomacal du petit tube a 5 millimètres de long sur 2 millimètres de large. De ce côté, le gros tube présente trois ouvertures : celle de l'extrémité et deux latérales. Ces dernières, ovales, ont 1 centimètre de longueur sur 5 millimètres de largeur.

Les deux tubes sont d'ailleurs légèrement évasés à leur extrémité libre.

Le poids total de la sonde ne doit pas dépasser 90 grammes.

Il est inutile d'enfoncer la sonde jusqu'à la bifurcation. J'excepte, toutefois, ces cas exceptionnels où le fond de l'estomac dilaté est placé très bas : chez la plupart des sujets, pour coucher la sonde sur ce fond, il suffit d'une longueur de 50 centimètres. J'arrête donc la sonde, et je la fais saisir par les lèvres, à 10 centimètres ou à peu près en deçà de la bifurcation.

Quelques personnes m'ont engagé à donner plus de solidité au point de jonction des deux tubes, dont on a vu, paraît-il, la soudure se rompre à la bifurcation sous un effort sans doute peu ménagé ; d'autres m'ont conseillé d'armer la sonde d'un appareil capable de fournir aux dents un point d'appui résistant.

Pour remplir l'un et l'autre objet, j'ai imaginé un *anneau* fort léger, qui glisse sur les branches de la sonde et les maintient. En outre, cet anneau présente à sa périphérie des hachures qui donnent prise aux dents. Mais, pour que ce petit ·appareil puisse fonctionner, il ne faut plus donner que 50 centimètres à la partie soudée de la sonde.

La sonde gastrique à double courant, munie de son anneau, a été construite par MM. Mathieu frères.

# CHAPITRE VII

### Du jeu de cette sonde.

La sonde gastrique à double courant se compose d'un conduit pour amener l'eau, c'est le petit tube, et d'un siphon stomacal réunis.

Pour faire jouer l'appareil, on introduit la sonde à la manière ordinaire et l'on fixe le conduit sur un réservoir capable de donner une grande masse d'eau sous une pression suffisante. La longue branche du siphon tombe dans un bassin placé à côté du sujet.

L'appareil étant disposé de la sorte (voyez pl. II) et le malade assis commodément dans un fauteuil, couché dans son lit, ou posé sur un lit de repos, on ouvre le robinet du réservoir. L'eau jaillit dans l'estomac et s'y accumule. Un effort léger, une secousse de toux amorcent le siphon ; et le courant, une fois établi, peut durer en quelque sorte indéfiniment.

L'étroitesse du petit tube rend indispensable une pression suffisamment énergique, sans laquelle, d'ailleurs, la circulation ne s'y ferait pas, ou que fort imparfaitement.

Cette pression permet, en outre, de chasser avec force l'eau dans la cavité gastrique et d'y produire un jaillissement.

Quant à l'abondance de l'eau, elle est nécessaire lorsqu'on veut nettoyer convenablement l'estomac et laver à fond la muqueuse.

A l'Hospice des Incurables, je puise l'eau à deux réservoirs :

1° Au réservoir de l'infirmerie, qui me donne de grandes quantités d'eau à une pression variant de $3^m,50$ à $4^m,17$ ;

2° A un irrigateur de deux litres, lorsque je veux faire passer dans l'estomac, pour achever son nettoiement, une eau minérale naturelle, celle de Châtel-Guyon par exemple, ou quelque autre composition médicinale.

On peut se servir encore, et je crois avec le plus grand avantage, de la *Pompe à air comprimé* de Mathieu (*fig.* 4).

Il est aisé de fixer le conduit de la sonde sur la canule de l'appareil de Mathieu ou sur l'ajutage d'un irrigateur, mais, à moins d'avoir à sa disposition un robinet approprié, il n'est pas possible de le fixer sur les robinets de cuisine ou de bains.

Pour lever cette difficulté, j'ai fait construire par MM. Mathieu frères un appareil très simple.

Il se compose d'un bouchon de caoutchouc conique et percé, muni d'une canule d'ivoire.

On introduit le bouchon dans le robinet (*fig.* 3) et la canule dans le petit tube de la sonde ; on fixe solidement le tout avec de la ficelle ou une pince, et l'instrument est prêt à marcher.

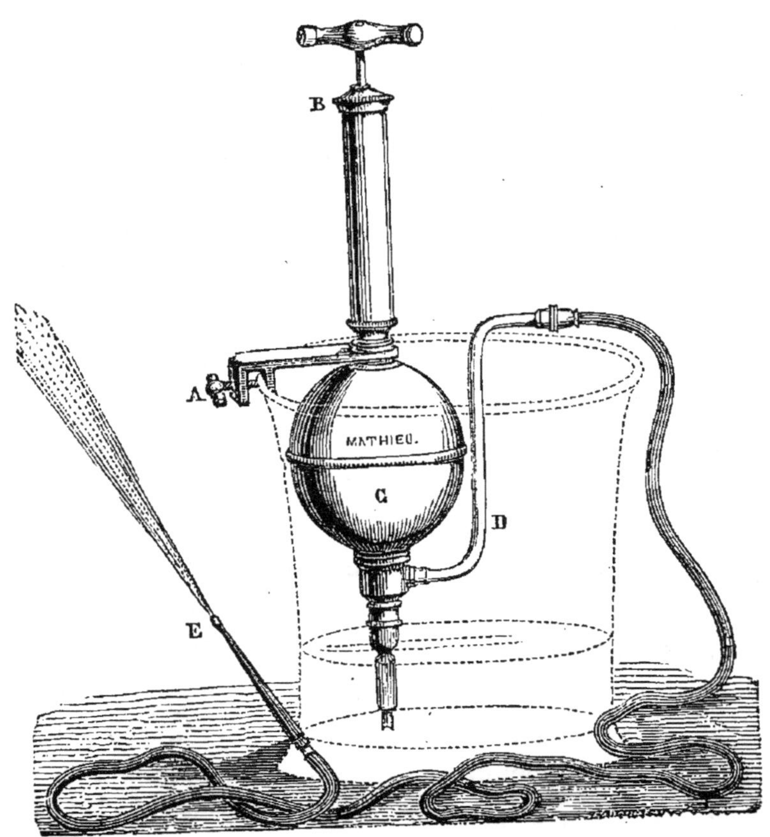


*Fig. 4.*

LÉGENDE :

B. Pompe foulante.

C. Réservoir d'air.

D. Tuyau de dégagement.

E. Canule sur laquelle on fixe le petit tube de la sonde gastrique à double courant.

A. Vis fixant l'appareil sur le seau ou vase contenant le liquide à injecter.

9.

Vous pouvez, d'ailleurs, remplacer le bouchon de caoutchouc par un bouchon de liège fin et la canule d'ivoire par un petit tube de verre.

# CHAPITRE VIII

### De son débit.

La sonde gastrique à double courant est réglée de telle sorte qu'avec une pression de 5 à 7 mètres, il sort plus d'eau par le siphon qu'il n'en arrive par le conduit. C'est la seule façon d'éviter l'engorgement de l'estomac et le rejet de l'eau par vomissement.

D'ailleurs, on peut toujours accumuler dans l'estomac la quantité d'eau qu'on désire ; il n'y a, pour cela, qu'à suspendre momentanément le jeu du siphon, en aplatissant le gros tube entre les doigts.

La quantité d'eau que fournit dans un temps donné, une minute par exemple, la sonde gastrique à double courant, varie et avec la pression et avec diverses circonstances tenant au sujet ou au contenu de l'estomac.

Le débit du siphon augmente dans l'effort, dans la secousse de toux, dans la respiration courte et rapide, dans le soulèvement d'estomac. Il diminue dans la reprise inspiratoire qui suit la toux. La toux trop violente, l'effort pour vomir suppriment l'écoulement du siphon sans doute par compression de la sonde, que j'ai vu chassée alors tout d'un coup lorsqu'elle n'était pas maintenue.

Les morceaux d'aliments qui s'engagent dans le canal du siphon peuvent aussi diminuer momentanément ou arrêter même l'écoulement.

Le siphon ayant un débit plus élevé que le petit tube, il convient de ne le mettre en jeu qu'après avoir rempli l'estomac en partie : il fonctionne alors régulièrement et sans intermittence. Je laisse donc ordinairement l'eau couler dans l'estomac pendant une minute, après quoi j'amorce le siphon.

J'ai fait quelques expériences pour fixer approximativement le débit de la sonde gastrique à double courant. J'ai opéré tantôt dans un bocal, tantôt dans l'estomac, en prenant la minute pour unité de temps.

Le siphon puise , par exemple, dans un bocal :

1° L'eau étant fournie par un irrigateur de deux litres, le débit est de 1125 grammes ;

2° L'eau provenant du réservoir de l'infirmerie, le débit s'élève à 1325 grammes.

Dans une seconde expérience, le siphon puise dans l'estomac :

1° L'eau provenant de l'irrigateur, le débit est de 820 grammes ;

2° Du réservoir de l'infirmerie, le débit atteint 950 grammes.

Dans ces deux expériences, l'estomac était parfaitement propre et le sujet dans le plus grand repos.

J'ai vu, pendant une opération de lavage d'estomac, le débit du siphon osciller de quelques grammes à 1250 grammes par minute.

A l'Hospice des Incurables, en puisant l'eau dans le réservoir de l'infirmerie, il faut environ quarante minutes pour faire passer dans l'estomac de 20 à 25 litres d'eau.

# CHAPITRE IX

### Où l'on découvre ce qui se passe dans l'Estomac.

On peut se faire une idée de ce qui se passe dans l'estomac soumis au jeu de la sonde gastrique à double courant en opérant dans un bocal de verre.

Jetez dans ce bocal une poignée de poudre de réglisse ou de sciure de bois. Installez-y la sonde gastrique à double courant, fixée d'un côté à la prise d'eau et tombant, de l'autre, dans un récipient quelconque. Faites couler l'eau.

L'eau arrive, soulève et entraîne la poudre dans son tourbillon.

Laissez passer une minute, amorcez le siphon et contemplez le jeu de l'appareil.

Dans le bocal, c'est un mouvement continu, un tourbillon qui soulève et entraîne sans cesse la poudre.

L'eau qui coule du siphon est trouble et fortement chargée.

Suspendez de temps à autre l'écoulement du siphon pour accumuler de l'eau ; arrêtez parfois l'arrivée de l'eau par la conduite, afin de vider presque le bocal ; agitez enfin le vase même, comme par des secousses de toux, et vous finirez par chasser toute la poudre, par nettoyer à fond le bocal.

Ne puis-je pas admettre par analogie que tel est ce qui se passe dans l'estomac ?

Répétez cette expérience avec le siphon stomacal et la pompe gastrique. Ce qui vous frappera d'abord, ce sera, dans le vase, l'alternative de mouvement et de repos au lieu d'un tourbillon continu. Pendant le mouvement, l'eau soulève en partie la poudre et l'entraîne ; pendant le repos, la poudre tombe et l'eau ne sort jamais aussi chargée qu'avec la sonde gastrique à double courant.

Comparez enfin le maniement compliqué et fatigant des deux premiers appareils à la simplicité du dernier, et convenez avec moi qu'on ne peut nettoyer à fond l'estomac qu'avec la sonde gastrique à double courant.


# CHAPITRE X

### Comment on procède au lavage de l'Estomac.

Pour vider entièrement un estomac et le nettoyer à fond par le lavage au moyen de la sonde à double courant, il faut se conformer à quelques règles fondées sur l'expérience et sur la connaissance de l'état des matières qui le souillent ordinairement.

La *première règle* et la plus importante est de faire passer dans l'estomac une grande quantité d'eau agitée d'un mouvement comme circulaire.

Jetez, par exemple, dans un bocal de verre muni de ma sonde, un mélange de poudre de réglisse, de sciure grossière et de très petits fragments de bois.

Mettez cet appareil en jeu ; calculez le temps et la quantité d'eau nécessaires à toutes ces parcelles, petites ou grosses, pour venir se placer dans la sphère d'aspiration du siphon, et vous jugerez du temps assez long et de la grande quantité d'eau nécessaires au nettoiement du vase.

Vous pouvez constater, en outre, deux autres phénomènes :

Le tourbillon, quelque puissant qu'il soit, ne soulève pas à la fois tous les corps étrangers. Il se forme un dépôt que le mouvement de l'eau détruit peu à peu. De plus, les matières, plus ou moins volumineuses, qui viennent aux orifices du siphon, les obstruent quelquefois.

Voilà des phénomènes qui ralentissent le lavage du vase. Pour y porter remède, vous n'avez qu'à agiter de temps en temps le bocal : le dépôt disparaît, les orifices se dégagent et, dans un temps donné, il sort après la secousse une plus grande quantité de gros fragments.

Appliquez les résultats de cette expérience au lavage de l'estomac, et vous sentirez aussitôt la nécessité d'y introduire, pendant une durée assez longue, une grande quantité d'eau et de l'agiter de temps à autre par des secousses de toux.

La quantité d'eau nécessaire au nettoiement de l'estomac doit varier sans doute avec l'état de l'organe.

J'ai employé jusqu'à 23 litres d'eau, et l'on peut aller plus loin encore.

J'ai vu souvent l'eau revenir fort chargée de débris, après avoir coulé propre. J'ai vu quelquefois les derniers moments de l'opération donner tout à coup un liquide souillé, alors que la limpidité de l'eau rejetée par le siphon faisait supposer que l'organe était entièrement nettoyé.

Ces faits presque constants nous découvrent l'illusion des médecins qui s'imaginent laver à fond un estomac en introduisant dans sa cavité 3 à 4 litres d'eau au moyen de la pompe ou du siphon.

Je puis affirmer, d'après mon expérience, que le nettoiement de l'estomac n'est possible qu'avec la sonde gastrique à double courant et beaucoup d'eau.

Parmi les matières qui souillent et encombrent l'estomac, les unes sont libres, flottantes ou déposées, mais mobiles, et représentent des résidus alimentaires mêlés à de la boisson, à de la salive, à du mucus ou à d'autres produits anormaux ; les autres sont adhérentes et formées de débris épithéliaux et de parcelles d'aliments englués par des mucosités visqueuses qui les fixent à la paroi.

Il est aisé d'extraire les premières, et une *seconde règle* sera de les diluer convenablement avant d'amorcer le siphon, si l'on suppose que l'estomac ne renferme qu'une très petite quantité de liquide.

L'extraction des matières engluées, fixées à la paroi, n'est pas si facile. Pour les détacher et les rejeter au dehors, on doit opérer de la façon suivante, et c'est la *troisième règle* du lavage de l'estomac :

Vous enlevez d'abord les matières mobiles et, quand l'eau revient propre, vous fermez le conduit et vous laissez aller le siphon.

L'estomac entièrement vidé, vous livrez brusquement passage à l'eau, qui va jaillir avec force contre la muqueuse, l'arrose dans une grande étendue et entraîne tous les débris adhérents qu'un simple contact avec l'eau aurait ramollis sans les détacher.

Renouvelez cette manœuvre à plusieurs reprises, en faisant tousser de temps en temps le patient, et vous arriverez au résultat désiré.

## CHAPITRE XI

### Comment les matières alimentaires deviennent corps étrangers.

Un estomac sain, après une digestion parfaite, ne contient absolument rien : il est aussi net, aussi propre que les mains après la toilette. L'eau qu'on y introduit, au moyen de la sonde gastrique à double courant, en sort aussi limpide qu'elle y est entrée.

Un estomac qui ne fonctionne pas régulièrement n'est jamais propre : même vingt-quatre heures après le dernier repas, on en retire des filaments muqueux, des masses épithéliales et des débris d'aliments.

Ces débris forment ici des corps étrangers qui irritent la muqueuse, renouvellent et perpétuent les indigestions.

Voyons donc comment il se fait que des matières alimentaires puissent résister à l'action des organes digestifs.

Dans l'état normal, les matières fécales forment une masse homogène, bien liée, où l'on ne distingue plus le moindre fragment alimentaire.

En délayant ces matières, on constate que les parties des aliments qui ne sont point digestibles, le *ligneux* par exemple, sont réduites en une purée fine qui se confond avec le reste de la masse fécale et en est difficilement distinguée. J'en excepte toutefois les fragments d'os, les noyaux et les graines, qui sortent telles quelles des voies digestives.

Cependant, les matières alimentaires ne sont jamais parfaitement broyées sous la dent; et elles ne parviennent, en général, à l'estomac qu'à l'état de purée grossière contenant des morceaux plus ou moins volumineux.

Il existe donc une action des parois musculaires de l'estomac et des intestins qui, avec l'aide des humeurs digestives, achève l'ouvrage des dents, dissocie, divise et réduit en purée tout ce que la mastication avait épargné.

Quelque imparfaite et grossière que soit la mastication, tant que le système gastro-intestinal fonctionne à propos, les aliments sont digérés et les résidus ramenés à la condition de matières louables; mais si le jeu de l'estomac, du duodénum et des intestins s'altère, aussitôt tout change : les parties des aliments digestibles ou indigestibles, imparfaitement travaillées par la mastication, demeurent dans leur état et ne forment plus en définitive que des espèces de corps étrangers.

Cette action variable du système gastro-intestinal sur l'état physique des matières alimentaires a été bien mise en lumière par les observations et les expériences de Paul Gaubert.

« Au mois de mai 1843, dit ce célèbre médecin, je reprends des expériences commencées l'année précédente et je les poursuis sur trois personnes simultanément ; deux de ces personnes ont longtemps souffert de gastrite et d'entérite et sont rétablies depuis plusieurs années.

« Des carottes nouvelles, associées à la viande ou mangées seules, sont servies pendant huit jours ; chacun a soin de les diviser exactement par la mastication. Les matières des garde-robes présentent constamment la pulpe de ce légume sans aucune altération sensible chez les deux personnes qui ont souffert des entrailles ; cette même pulpe ne se distingue, ni par la couleur ni par la consistance, du reste des matières chez la personne qui a toujours digéré complètement. La matière délayée ne trahit chez ce dernier sujet que quelques traces qui soient hétérogènes...

« Des pruneaux, des cerises laissent leur enveloppe très reconnaissable et par grands débris dans la matière des garde-robes chez les personnes qui ont souffert des entrailles ; mais beaucoup plus divisées, mêlées à la matière fécale, difficiles à saisir chez la troisième.

« Je fais cueillir, éplucher des petits pois de premier choix, une heure seulement avant le dîner ; je les partage en deux portions, dont l'une est cuite et servie immédiatement : les matières présentent à peine quelques traces de l'enveloppe chez les deux premiers sujets ; chez le troisième, elle est insaisissable.

« La seconde portion des petits pois est conservée jusqu'au lendemain, les grains exposés à l'air et réservés pour l'heure du dîner. Les deux premiers sujets offrent dans les garde-robes des fragments de l'enveloppe facile à reconnaître et même quelque petits pois entiers, tels qu'ils ont été avalés ; le troisième rend des fragments d'enveloppe mieux divisés, sans aucun grain entier...

« Les groseilles, avalées entières, se retrouvent le plus souvent telles quelles dans les matières des deux premiers sujets, et l'enveloppe seule le plus souvent divisée et mêlée intimement dans celles du dernier ; quelquefois et, comme par exception ici, un fruit entier traverse le canal (1). »

Pour corroborer ses propres expériences, P. Gaubert rapporte le fait suivant, tiré de Blondlot :

« Une jeune fille ayant avalé un sou qui paraissait être arrêté dans les petits intestins depuis plusieurs mois, malgré l'emploi des bains, des lavements et des purgatifs de tout genre, j'imaginai, dit Blondlot, de lui faire avaler différentes substances végétales entières et sans être mâchées, tels que des haricots, des pois mal cuits,

_______________

(1) P. Gaubert, *Hygiène de la digestion.* Paris, 1845 ; in-8°, p. 107.

des olives, des cerises et de petites prunes sèches, espé-
rant que ces substances, protégées par leur épiderme,
passeraient dans l'estomac sans être chymifiées, et qu'öf-
frant ainsi une forme plus favorable à l'action expultrice
des intestins, elles pousseraient devant elles la pièce de
monnaie. Sans discuter la valeur de ce moyen, toujours
est-il que, dans l'espace de vingt-quatre heures, tous ces
fruits étaient rendus par l'anus, parfaitement intacts,
entraînant après eux quelques selles peu copieuses. La
malade put continuer pendant une quinzaine de jours
consécutifs l'usage de ce singulier purgatif, auquel je fus
pourtant obligé de renoncer, parce qu'il fatiguait l'estomac (1).

En commentant cette expérience, P. Gaubert observe, avec juste raison, que le sujet, rendant les
fruits et légumes dans l'état où ils étaient avalés, devait
nécessairement être atteint d'une de ces affections chroniques de l'estomac et des intestins, qui diminuent l'intensité de leur contraction et permettent aux matières
alimentaires mal mâchées ou avalées entières de traverser les voies digestives sans y subir les changements
physiques habituels.

. « Pour les fruits avalés entiers, dit-il, on observe une
différence considérable entre les garde-robes des personnes qui ont longtemps souffert de l'estomac et du
petit intestin, et celles des personnes chez lesquelles

---

(1) BLONDLOT, *Traité analyt. de la digestion.* Nancy, 1843; in-8°.

ces organes n'ont jamais été malades. Chez les premières, les pellicules de ligneux et les fruits entiers se retrouvent le plus souvent avec la couleur et la consistance initiales ; chez les autres, le plus grand nombre des fruits avalés entiers sont écrasés dans leur marche à travers les voies digestives, et les pellicules ligneuses se retrouvent à grand'peine dans les garde-robes...

« Les expériences faites sur un grand nombre de parenchymes, et particulièrement sur celui de la truffe, m'ont signalé de grandes différences dans les résidus, selon qu'ils provenaient de sujets d'une constitution maladive ou de sujets robustes : la truffe, pour les premiers, traverse le canal digestif sans ramollissement notable, et est rejetée en fragments de forme et de volume tout à fait pareils à ce que les avait faits la mastication ; chez les autres, au contraire, la fusion est presque complète pour la consistance et la couleur des différents produits éliminés.

« Les autres substances réfractaires venant du dehors et qui se trouvent mêlées ou combinées aux matières alimentaires apparaissent dans les matières fécales avec des différences analogues dépendantes des dispositions particulières et de l'énergie musculaire du canal digestif.

« Il en est encore de même des fluides variés provenant de l'intérieur et sécrétés pour l'accomplissement de la fonction : la bile et le mucus retrouvés en nature dans les garde-robes me paraissent constituer un fait exceptionnel, propre aux intestins, ou depuis longtemps

affaiblis, ou momentanément modifiés dans leurs sécré-
teurs.

« Dans l'état normal, et au plus haut degré d'activité de la fonction, les matières fécales sont des combinaisons ou des mélanges intimes des parties réfractaires des aliments avec le résidu des humeurs sécrétées par les organes digestifs (1). »

Dans les expériences de P. Gaubert, la mastication était régulière ; je vais montrer maintenant les désordres provoqués par une mastication insuffisante ou nulle : on en a vu déjà les premiers effets chez la petite malade de Blondlot.


# CHAPITRE XII

### De la mastication insuffisante par rapport à la Dyspepsie.

La mastication imparfaite est peut-être la cause la plus fréquente des indigestions. Elle entretient toujours et aggrave la dyspepsie, de quelque nature qu'elle soit.

La mastication imparfaite introduit dans l'estomac des fragments de pain, de viande, de légumes, de fruits que le suc digestif pénètre avec une extrême difficulté et que les mouvements de l'estomac ne déchirent qu'avec peine. Ces fragments alimentaires, imparfaitement chymifiés, forment de véritables corps étrangers qui irri-

---

(1) P. GAUBERT, *Loc. cit.*, p. 110 et suiv.

tent la muqueuse de l'estomac et successivement les muqueuses du duodénum, des intestins grêles et gros et provoquent finalement une suite d'indigestions non interrompue qui ne peut cesser que par une mastication plus parfaite ou par l'ingestion de matières alimentaires liquides, molles ou réduites préalablement en purée.

Lorsque la mastication est insuffisante par inattention ou trop de hâte, ainsi qu'il arrive souvent aux gens affairés et à ceux qui ont la mauvaise habitude de parler sans cesse, de gesticuler, de lire en mangeant, il n'y a qu'à les engager à concentrer leur attention sur la table, sur ce qu'ils mangent et sur ce qu'ils mâchent.

La dyspepsie des gens qui ont de mauvaises dents guérit par la restauration de la denture ; et, s'il s'agit de déviations des arcades dentaires, par l'application des procédés mécaniques rationnels de **M.** le docteur Gaillard (1).

Souvent, toutes les causes de mastication imparfaite se réunissent chez le même sujet et se joignent à des occasions directes d'indigestion telles que genre de vie mal ordonné, alimentation vicieuse, position courbée du corps pendant de longues heures, privation totale d'exercice musculaire au grand air, etc.; et il est mal aisé de venir à

---

(1) Voyez G. GAILLARD, *Des déviations des arcades dentaires et de leur traitement rationnel.* **Paris, 1881; in-8°.** — Voyez aussi : *Du redressement des Arcades dentaires,* in THÉRAPEUTIQUE CONTEMPORAINE, n° 42, 1881.

bout de pareilles'dyspepsies, qui résistent même à l'éloignement et à la suppression des causes. J'y ai vu réussir admirablement le lavage de l'estomac.

# CHAPITRE XIII

### Du désordre que provoque la mastication imparfaite au temps du sevrage.

Il peut survenir aux enfants, pendant le sevrage, une intolérance absolue des organes digestifs pour l'alimentation ordinaire.

Cette affection est généralement consécutive de lésions variées des organes digestifs, causées d'ordinaire par une alimentation contre nature ou des aliments malsains.

Mais la cause la plus fréquente me paraît être une mastication insuffisante ; et voilà pourquoi la lientérie peut survenir à tous les enfants indistinctement, même à ceux dont l'alimentation est saine et choisie, lorsqu'on les gorge ou qu'ils mâchent mal.

La mastication étant insuffisante, les digestions sont imparfaites ou nulles.

Les aliments traversent la cavité de l'estomac et des intestins sans y subir l'action régulière des sucs digestifs ; et, plus ou moins altérés et décomposés, quelquefois même presque intacts, ils sont promptement rejetés par l'anus. C'est une indigestion renouvelée à chaque ingestion d'aliments.

Il ne s'agit pas, dans de telles circonstances, d'exciter l'appétit et de réveiller et soutenir l'action des organes digestifs ; dans la plupart des cas, en effet, la faim est insatiable et le petit malade mange trop. Il s'agit simplement d'introduire dans les voies digestives des aliments que le malade n'ait pas besoin de mâcher.

D'après les observations de Weisse, de Saint-Pétersbourg, d'A. Trousseau et de quelques autres médecins, l'usage longtemps continué de la viande crue râpée, hachée ou réduite en purée, donnée pour toute nourriture, serait singulièrement efficace contre ce désordre des organes digestifs.

Voici comme vous agirez si vous voulez suivre la méthode d'A. Trousseau :

Le premier jour, vous administrerez en plusieurs prises 25 grammes de viande hachée, râpée ou réduite en purée. Le second jour, vous doublerez la dose, et vous l'augmenterez, chaque jour, de 25 grammes, de manière à l'élever progressivement jusqu'à 100 et 150 grammes.

Si l'appétit est bien développé, si l'état morbide s'amende, vous maintiendrez cette dose pendant quelques jours ; puis, augmentant de nouveau par 25 grammes, vous arriverez aux poids de 175, 200 et 250 grammes par jour.

Pour toute boisson, l'enfant ne prendra que de l'eau albumineuse.

Durant les premiers jours, la presque totalité de la viande ingérée se retrouve dans les garde-robes. Cependant, l'enfant reprend une certaine énergie.

Quatre, cinq, six et huit jours après, les matières commencent à se mouler, mais elles dégagent une horrible puanteur.

Vous continuerez l'usage exclusif de la viande jusqu'à
ce que le retour à l'alimentation habituelle ne produise
aucun trouble dans les fonctions digestives (1).

J'observe que les œufs bien frais, à la coque, mangés
seuls ou avec un peu de mie de pain, les œufs sur le
plat peu cuits, l'omelette à point, l'eau albumineuse aromatisée d'après ma formule, les potages gras au pain,
aux pâtes alimentaires, les crèmes de riz et de gruau,
les gelées animales et végétales, les compotes, les purées
de volailles, de poissons et autres compositions culinaires de même genre, valent bien les purées et les
hachis de viande crue.

## CHAPITRE XIV

### L'Eau albumineuse aromatisée.

L'eau albumineuse préparée d'après l'ordonnance du
Codex n'est bonne qu'aux empoisonnements ; mais
quand il s'agit d'en former une boisson alimentaire, il
faut opérer sur de plus petites quantités et la rendre
agréable au goût de chacun. La formule suivante satisfait à cette double condition :

```
Eau commune  . . . . . . . . . . . . . . . 250 gr.
Blanc d'œuf  . . . . . . , . . . . . . . . . n° 1.
Sirop de groseilles. . . . . . . . . . . . . Q. S.
```

---

(1) A. Trousseau, *Clinique méd. de l'Hôtel-Dieu de Paris.* Paris,
1862; in-8°, t. II. p. 449.

Battez le blanc d'œuf dans une partie de l'eau, ajoutez le reste du liquide, passez à travers un linge fin, et mêlez à la colature la quantité de sirop nécessaire pour édulcorer et aromatiser au goût du malade.

Quelques personnes préfèrent le sirop de grenadine, etc. ; d'autres, l'eau distillée de fleurs d'oranger, l'eau distillée de laurier-cerise. Dans ce dernier cas, on édulcore avec deux ou trois morceaux de sucre blanc.

## CHAPITRE XV

### De la purée de bœuf.

Les médecins qui emploient la purée de viande, non seulement dans la lientérie du sevrage, mais dans une foule d'autres cas, chez l'enfant et chez l'adulte, ordonnent encore, sur la recommandation de Weisse et d'A. Trousseau, de la préparer avec la chair crue. J'ai abandonné définitivement cette pratique aux Vogoules et aux Kalmoucks : je ne me sers plus que de chair grillée.

La purée de viande préparée suivant ma formule est plus succulente, plus savoureuse, plus digestible, et l'on évite avec elle la répugnance et le tænia.

J'avertis d'ailleurs les gens au palais délicat et qui ont le bonheur de posséder un habile cuisinier que ma purée, quoique excellente, ne vaut positivement ni le *potage à la reine* ni le *potage à la purée de gibier*.

La purée de viande se tire habituellement du filet de bœuf. On la prépare de la manière suivante :

Filet de bœuf . . . . . . . . . . . . . . . . Q. V.

Enlevez toutes les parties fibreuses, et battez la chair avec le plat du hachoir.

Exposez sur le gril, à l'action d'un feu ardent, tournez, retournez, salez.

Déposez cette grillade sur une assiette ; découpez-la et faites-en couler le jus en l'exprimant au moyen d'une cuillère ou d'un pilon.

Mettez la viande séparée du jus sur le hachoir ; réduisez en pulpe grossière. Mettez cette pulpe dans le mortier de marbre et pilez-la fortement jusqu'à ce qu'elle soit réduite en pâte fine. Mouillez avec le jus retiré de la grillade et passez à l'étamine.

L'expérience a démontré que la purée de viande préparée sans extraction préalable du jus n'était pas plus succulente que la purée de viande préparée après cette extraction et non mouillée : la raison en est que le jus de la grillade se perd dans la suite des manipulations sur le hachoir et dans le mortier. Il vaut donc mieux l'extraire d'abord et l'ajouter au dernier moment. La purée devient, par cette addition, plus succulente, plus odorante et plus sapide.

Mettez la purée de viande dans un pot de terre bouché avec soin et placé dans un endroit frais.

Cette préparation est fort longue, mais elle donne un produit excellent.

On peut se servir, sans doute, de la chair grillée réduite en purée grossière par la contusion, ou râpée, chez les gens qui ne peuvent pas bien mâcher ; mais cette purée grossière ne vaut pas la purée préparée suivant ma formule.

La purée de viande représente tous les éléments de la chair, sauf les parties les plus résistantes des tissus fibreux et élastiques, des vaisseaux et des nerfs. Dans cette préparation culinaire, le myolemme est tellement brisé que la musculine y est pour ainsi dire tout à fait libre.

Ceux qui sont mis à l'usage de la purée de bœuf ne doivent pas être absolument privés de toute autre nourriture.

On pourra leur permettre l'usage des bouillons et des potages légers, et il sera souvent utile de délayer la purée de viande dans ces bouillons et dans ces potages. Opérez le mélange à la température chaude, ou bien mêlez à froid et élevez la température jusqu'au point où l'on a coutume de prendre les bouillons et les potages. Si la chaleur est plus élevée, au degré de l'ébullition par exemple, alors la fibrine se coagule, se prend en grumeaux et communique un goût désagréable à la préparation. Le potage gras composé de tapioca et de purée de viande est du goût de tout le monde. Une grande cuillerée me paraît en être la dose convenable.

Donnez-leur du vin, mais ne les gorgez pas d'eau-de-vie.

Surtout n'abusez pas de la purée de bœuf : sachez

10.

qu'il est ridicule de la donner aux sujets qui peuvent mâcher et qui digèrent la viande grillée et rôtie mangée à l'ordinaire.

## CHAPITRE XVI

### Des circonstances qui indiquent le lavage de l'Estomac.

On a d'abord vidé l'estomac, dans les cas d'empoisonnement, au moyen de la pompe gastrique ; ensuite, on l'a vidé dans l'indigestion par gloutonnerie, lorsque le malade, plongé dans la stupeur alcoolique, étouffe et ne peut vomir. M. Kussmaul nous a enseigné, il y a tantôt douze ans, à vider et à laver l'estomac dilaté. Actuellement enfin, on applique à propos de tout la pompe stomacale, le siphon et la sonde gastrique à double courant : la manœuvre est si facile, en effet !

Le nettoiement de l'estomac par le lavage a pour but :

1° D'extraire les matières altérées qui encombrent l'organe et dont il ne peut pas se débarrasser ;

2° De laver la muqueuse de l'estomac ;

3° De mettre l'estomac en état de remplir au moins momentanément ses fonctions.

Un estomac encombré de matières en putréfaction ne peut pas fonctionner ; une muqueuse souillée de mucus et de débris épithéliaux est incapable de sentir le contact des aliments, de sécréter enfin un suc gastrique normal, et l'estomac ne fonctionne pas.

L'estomac vidé, nettoyé, lavé, reprend immédiatement

ses fonctions ; il digère, et l'inanition que causait, qu'entretenait, qu'augmentait sans cesse le trouble gastrique, diminue et disparaît.

De là, nous pouvons déduire les circonstances qui indiquent le lavage de l'estomac.

Le sujet est inanitié. L'inanition est causée, entretenue, aggravée par des indigestions répétées arrivant même à la suppression totale de toute digestion ; les indigestions répétées et la suppression de la digestion sont l'effet immédiat de l'encombrement de l'estomac par des matières en putréfaction et de la malpropreté de la muqueuse ; l'indication est formelle : videz, nettoyez, lavez l'estomac et ne donnez à manger qu'après avoir accompli cette opération.

Si les causes qui ont amené cet état de l'estomac, incapable de se vider et de maintenir sa propreté, sont accidentelles et passagères, l'application de la sonde gastrique à double courant amènera une guérison rapide et définitive. Exemples : la *gastrite alcoolique et la dyspepsie de la grossesse*.

Si ces causes sont permanentes, mais de nature relativement bénigne, le lavage de l'estomac fera cesser l'inanition en rétablissant la digestion : il aura fait disparaître une redoutable complication. Voyez la *dilatation de l'estomac*.

Si ces causes sont permanentes et malignes, l'application de la sonde gastrique à double courant n'est plus qu'un moyen palliatif dont l'effet est vite épuisé. Le *cancer du pylore* en est la preuve.

# CHAPITRE XVII

### De la Gastrite causée par les excès dans le boire et le manger.

Dans la gastrite causée par des excès dans le boire et le manger, la muqueuse sécrète des produits altérés; elle ne se nettoie plus spontanément, et l'appareil musculaire de l'estomac est frappé d'un certain degré d'atonie. L'estomac se laisse dilater facilement et ne se contracte plus sur les matières que contient la cavité gastrique. Il en résulte un état d'encombrement et de malpropreté de l'organe qui trouble et supprime la digestion; le lait finit même par n'être pas mieux chymifié que les aliments ordinaires.

Dans ce cas particulier, la malpropreté de l'estomac paraît être la vraie cause de l'impuissance digestive et de l'intolérance de l'estomac. Les boissons et les aliments, les humeurs sécrétées s'y accumulent et y subissent une fermentation qui met obstacle à la chymification.

Les choses étant à ce point, vous viderez l'estomac avant chaque repas, vous laverez la muqueuse et vous donnerez ensuite une nourriture appropriée.

Quelques verres d'eau minérale naturelle de Châtel-Guyon pris aux repas remédient très bien aux suites d'excès dans le manger et le boire. Elle dissipe aisément l'irritation d'estomac causée par la mauvaise qualité des aliments.

La digestion et la nutrition rétablies, la gastrite guérie, recommandez au sujet la sobriété.

# CHAPITRE XVIII

## La Dyspepsie puerpérale et les vomissements incoercibles.

La grossesse affecte le système entier et lui donne une tournure ou manière d'être qui est le fond même de l'état puerpéral.

Les organes digestifs prennent leur part de cette affection.

Les dents sont fréquemment douloureuses et la carie s'y met aisément ; les gencives saignent, se tuméfient, causent des souffrances ; les glandes salivaires et buccales sécrètent plus abondamment et, sans doute, une humeur qui n'a pas précisément les qualités habituelles.

On peut admettre, par analogie, une semblable modification dans le fonctionnement du foie, du pancréas et des glandes gastriques et intestinales.

L'estomac accuse la part qu'il prend à l'affection puerpérale, soit par un accroissement d'énergie après quelques légers troubles, soit par des désordres persistants bénins ou graves et qui, dans ce dernier cas, aboutissent à cet état qu'on a désigné sous le nom de *vomissements incoercibles.*

Les vomissements incoercibles suppriment la digestion, engendrent l'inanition et peuvent devenir ainsi la cause occasionnelle de la mort.

La femme enceinte qui vomit, par le fait de son état, rejette, soit des humeurs sans aliments, soit des humeurs mêlées à des matières alimentaires et à des boissons.

La théorie de la première espèce de vomissements est simple : l'estomac rejette des humeurs indigestibles qui le surchargent inutilement et provoquent la nausée.

La théorie de la seconde espèce, quoique moins simple, est aisée à formuler : c'est une sorte d'indigestion. L'estomac, qui n'a pu se débarrasser entièrement des humeurs mal élaborées qui l'encombrent, reçoit des aliments et des boissons. Mais l'estomac ne peut bien digérer que s'il est libre et sa muqueuse nettoyée. Il se produira donc nécessairement une indigestion et le vomissement aura lieu.

J'observe que les vomissements de la grossesse ont souvent, sous le rapport de leur forme symptomatique, la plus grande analogie avec les vomissements des buveurs atteints d'un certain degré de dilatation de l'estomac ; et ne pourrait-on pas supposer que la femme enceinte est également affectée d'une pareille dilatation : dilatation passagère, il est vrai, comme les dilatations et hypertrophies d'autres organes observées dans l'état puerpéral, mais qui serait une des causes immédiates des vomissements persistants et finalement incoercibles?

Cette hypothèse expliquerait assez bien l'ensemble des phénomènes; et permettrait de rattacher les vomissements à des suites d'indigestion par accumulation dans l'estomac d'humeurs et de matières alimentaires altérées et non digérées mettant obstacle à une nouvelle digestion. Dès lors, ne pourrait-on pas supposer que le lavage de l'estomac au moyen de la sonde gastrique à double courant pourrait y acquérir le genre d'utilité qu'il présente dans la gastrite alcoolique avec dilatation d'estomac?

L'affection de l'appareil dentaire peut également jouer son rôle dans les vomissements des femmes enceintes. Cette affection, en effet, peut arriver à un tel degré, que la mastication en devienne très imparfaite. Les sujets atteints de la sorte ne mâchent plus suffisamment ou ne mâchent pas du tout, et leur affection gastrique puerpérale se complique d'une dyspepsie par mastication imparfaite.

Ici, l'indication est formelle : vous nettoierez assidûment l'estomac, et vous aurez soin de ne donner aux malades que des aliments tels ou préparés de telle sorte qu'il n'y ait pas lieu de les mâcher.

## CHAPITRE XIX

### La dilatation de l'Estomac.

La dilatation de l'estomac est totale : c'est le cas habituel; ou partielle, et alors elle est circonscrite au grand cul-de-sac.

Quelquefois, l'estomac dilaté forme une poche

énorme qui recouvre toute la masse intestinale et descend même jusque derrière le pubis et dans l'excavation pelvienne. J'ai vu de ces dilatations déformer le ventre : on distinguait la poche stomacale comme à nu, en quelque sorte, sous la paroi antérieure de l'abdomen.

La dilatation de l'estomac présente d'ailleurs une foule de degrés. Sa capacité peut augmenter du double, du triple, du quadruple, etc. ; on a jaugé, paraît-il, un estomac dilaté qui contenait environ 49 litres d'eau.

Dans la plupart des cas de dilatation de l'estomac, il existe sans doute un rétrécissement du pylore, généralement cancéreux, quelquefois cicatriciel ; mais il ne faut pas méconnaître la dilatation de l'estomac sans rétrécissement, consécutivedes gastrites chroniques, principalement de la gastrite alcoolique et de la gastrite avec boulimie.

Dans le rétrécissement du pylore, les aliments, les boissons et les humeurs s'amassent dans l'estomac, s'y accumulent, l'encombrent, distendent ses parois et finalement déterminent l'atrophie de la tunique musculeuse épuisée.

Les gastrites chroniques paralysent cette tunique, même en l'hypertrophiant, et la dilatation s'y produit par l'impuissance où se trouve la paroi stomacale de résister efficacement au poids des matières alimentaires et des boissons.

Ce sont là les espèces les plus communes de la dilatation d'estomac.

Le clapotage est le signe caractéristique de cette lésion

et de l'accumulation dans la cavité agrandie des matières qui l'encombrent et dont il est incapable de se débarrasser à la manière ordinaire, c'est-à-dire en se déchargeant par le pylore.

Ce signe a été parfaitement étudié par Chomel, qui le considérait comme caractéristique de l'état qu'il a décrit sous le nom de *dyspepsie des liquides*.

La dyspepsie des liquides de Chomel, dans sa variété stomacale, n'est pas autre chose que la dilatation de l'estomac. Voyons ce qu'il a dit du symptôme ou signe qui lui est particulier.

« Le symptôme particulier à cet état, dit Chomel, est la production, dans la région stomacale, d'un bruit de clapotage dû évidemment à la présence simultanée d'une quantité plus considérable sans doute que dans l'état sain de liquide et de gaz dans la cavité de l'estomac. Ce bruit se fait entendre dans les grands mouvements auxquels le malade se livre, qu'il se lève ou se couche, qu'il s'incline rapidement sur un côté ou sur l'autre. Il s'en aperçoit souvent lui-même, mais sans y attacher d'importance et sans juger nécessaire d'en informer le médecin, qui le constate facilement et à peu près constamment, à quelque distance des repas qu'il examine les sujets, en exerçant avec la main une pression rapide sur la partie gauche de l'épigastre, dans le point correspondant au grand cul-de-sac de l'estomac. Il le produit également et mieux encore en plaçant ses deux mains sur les flancs du malade et en imprimant au torse, légèrement soulevé, deux ou trois secousses

11

latérales : c'est un examen qu'il faut ne jamais omettre chez les sujets atteints de dyspepsie. Pour ce mode d'exploration, le malade doit être couché à plat sur son lit ou sur un canapé, et il est indispensable, ou du moins préférable, que le ventre soit à nu, ou recouvert d'un seul vêtement, comme la chemise ou le gilet de flanelle.

« La présence d'un liquide dans l'estomac, chez un sujet qui vient de manger et de boire, est chose qui paraît toute naturelle, et le clapotage perçu dans ces conditions semblerait devoir être normal et même constant ; cependant, il n'en est rien.

« En effet, ni les mouvements imprimés au torse, ni la pression rapide de la main sur le flanc gauche, ne déterminent ce phénomène chez l'homme en santé, même après le repas, tandis que, dans certaines conditions morbides, il est reproduit constamment lorsqu'on le cherche et qu'on le provoque plusieurs heures après le dernier repas, et même quand l'heure du repas suivant est arrivée. D'où il est naturel de conclure que les liquides ingérés n'ont été ni absorbés, ni poussés en totalité dans les intestins, qu'une quantité notable reste constamment dans l'estomac qui semble être devenu inhabile à les digérer convenablement.

« La percussion permet de constater, comme la succussion, la présence simultanée de gaz et de liquides dans la cavité gastrique. Ce viscère présente, dans quelques points de la région qu'il occupe, un son plus mat, dans d'autres, un son plus clair qu'à l'état normal, et si l'on fait incliner le malade tantôt vers un côté, tantôt vers l'autre, on reconnaît que le même point présente alternative-ment une sonorité très différente ou même tout oppo-sée (1) ».

Ces observations de Chomel sont excellentes ; et, souvent, je les ai prises pour texte de mon enseignement clinique. Ce qu'il dit des bruits du gros intestin mérite également d'être relevé :

« Le clapotage stomacal pourrait se confondre, dit Chomel, avec un bruit analogue, dont les gros intestins sont quelquefois le siège, qui se produit aussi par le mouvement de totalité du tronc, mais mieux encore par la pression rapide de la main sur les régions occu-pées par les colons. On le rencontre particulièrement chez les sujets qui ont pris récemment un lavement, et chez ceux qui sont atteints de diarrhée séreuse. La connais-sance de ces conditions et le siège spécial du clapotage suffisent pour le distinguer du clapotage stomacal, qui, produit dans une cavité plus grande, donne un bruit dif-férent qui se distingue du clapotage intestinal, comme le gargouillement produit dans une vaste caverne tuber-culeuse se distingue des craquements humides moins volumineux qui ont lieu dans les petites cavités (2). »

Les deux histoires suivantes, tirées de ma pratique, ompléteront le tableau de la dilatation stomacale et montreront les bons effets qu'on peut y obtenir du lavage

---

(1) Chomel, *Tr. des Dypepsies*. Paris, 1857; in-8°, p. 102.

(2) Chomel, *Loc. cit.*, p. 105.

de l'estomac pour rétablir les digestions et faire cesser l'inanition qui traîne à sa suite le dépérissement du malade et la mort même.

La première de ces histoires a été recueillie et publiée par M. le docteur F. Balzer, mon ancien interne, aujourd'hui mon collègue dans les hôpitaux ; la seconde, par M. L. Dericq, actuellement encore mon élève à l'Hospice des Incurables.

M. le docteur Balzer s'exprime ainsi :

« C..., âgé de trente ans, employé de commerce, entre le 6 juillet 1875, à l'hôpital Beaujon, salle Saint-Jean, n° 30, dans le service de M. V. Audhoui, suppléant de M. le professeur Axenfeld. Il raconte que c'est en 1867 qu'il ressentit les premières atteintes de sa maladie. Il avait fait cette année là d'assez grands excès de boisson, et souffrait de très vives douleurs au creux de l'estomac et surtout dans le côté droit. Ces douleurs étaient parfois notablement soulagées par une ingestion copieuse d'aliments. Il était à cette époque au régiment, et fut traité pendant quelques jours pour un Etat gastrique.

« Les mêmes symptômes continuèrent en 1868, accompagnés d'un ballonnement du ventre, assez considérable pour nécessiter l'exemption du ceinturon. Envoyé alors à Bou-Sâade, en Algérie, il fut momentanément soulagé, et attribua ce soulagement à l'usage de l'absinthe, dont il faisait une grande consommation.

« En 1869, accès de fièvre intermittente qui cèdent

rapidement au sulfate de quinine. Mais, à son retour à Paris, il fut repris, au commencement de l'hiver, d'accès de gastralgie plus intenses que jamais, qui lui ôtèrent le sommeil et qu'il essaya vainement de combattre à l'aide d'infusions de têtes de pavot et d'une solution de bicarbonate de soude. Les mêmes douleurs continuèrent avec des alternatives variées jusqu'en 1872. Au mois de décembre, il eut son premier vomissement composé de matières semblables à du marc de café, et qui fut suivi plus tard de vomissements alimentaires. En 1873, il se rend successivement aux consultations de Saint-Antoine, de l'Hôtel-Dieu, il s'adresse même à l'homœopathie : malgré les divers traitements, les vomissements continuent et s'accompagnent d'éructations fétides. En 1874, il se soumit pendant quelque temps au régime lacté, conseillé par un médecin qui avait diagnostiqué un ulcère simple. Ce traitement, joint au séjour à la campagne, arrête pendant quelque temps les vomissements ; mais ils reprennent deux mois après son retour à Paris, ainsi que les douleurs gastriques et le ballonnement du ventre. En 1875, son état empire de nouveau ; les douleurs deviennent de plus en plus vives et constantes, au point de supprimer presque complètement le sommeil ; les forces diminuent rapidement, il se laisse aller au découragement ; des idées de suicide se présentent à son esprit. Le 7 juillet, il a un vomissement noir très abondant, et se décide quelque temps après à entrer à l'hôpital.

« A son entrée, le malade est faible et amaigri ; la

face est pâle, les traits tirés, la physionomie exprime le découragement et la tristesse. La langue est large et blanchâtre. L'appétit est peu marqué, excepté à la suite des vomissements. Ceux-ci ont lieu tous les jours, plus ou moins longtemps après le repas. Le plus souvent, ils surviennent dans l'après-midi et dans la nuit, environ six ou sept heures après l'ingestion des aliments. Ils sont composés de matières aqueuses, filantes et de substances alimentaires plus ou moins reconnaissables. Ils présentent habituellement trois couches : la première est formée par une écume de couleur jaunâtre ou mieux café au lait, quelquefois d'une teinte vineuse ; au-dessous se trouve la couche liquide, qui forme la plus grande partie des matières vomies ; enfin, tout à fait au fond, les matières alimentaires. Les vomissements sont très abondants ; chaque fois, le malade remplit une cuvette presque tout entière. Le plus souvent, il vomit dans l'après-midi, et une seconde fois pendant la nuit : le moment des vomissements varie d'ailleurs avec l'heure des repas. Ceux-ci sont pris tous les jours, mais ils sont plus ou moins réguliers et abondants, suivant l'appétit du malade. En effet, malgré les souffrances qui l'attendent à la suite de l'ingestion des aliments, cet homme a encore des besoins de manger assez vifs. Il met de côté les aliments qu'on lui donne, lorsque l'état de son estomac ne lui permet pas de les prendre au moment de la distribution des aliments, et il les ingère quelque temps après les vomissements.

« Deux ou trois heures après le repas, l'estomac se

gonfle, le malade éprouve un sentiment de pesanteur et de plénitude dans l'abdomen. Il éprouve souvent des bouffées de chaleur vers la face ; il est faible, pâle, incapable de se livrer à une occupation sérieuse. Si, à ce moment, on pratique la succussion, on entend des bruits hydro-aériques très marqués, qui semblent se produire dans presque toute l'étendue de l'abdomen. Cet état s'accompagne fréquemment de renvois acides ou nidoreux. A mesure que cette situation se prolonge, ces symptômes s'accentuent davantage, et le malade sent qu'il ne va pas tarder à vomir.

« En effet, la gêne, croissant de plus, arrive bientôt à l'état nauséeux, et le malade, après avoir salivé pendant quelques instants, rejette les aliments qu'il avait pris. Le vomissement est le plus souvent facile, quelquefois il est unique, ou bien il y en a plusieurs qui se succèdent rapidement. Ils sont, en général, suivis d'un soulagement immédiat, et peu après, comme nous l'avons dit, le malade ne tarde pas à désirer de nouveau des aliments.

« Il urine bien, et aussi souvent que dans l'état de santé, mais il est habituellemment très constipé. Rien de particulier à noter du côté des organes de la respiration et de la circulation.

« Considérant, d'une part, l'inutilité des traitements et des régimes essayés jusqu'ici ; d'autre part, l'abondance des vomissements et la dilatation considérable de l'estomac, M. V. Audhoui renonce à tenter de nouveau la guérison par les méthodes ordinaires, et se résout à employer la pompe stomacale.

« En effet, quelques jours après l'entrée du malade, on commence les aspirations avec une seringue munie d'une canule pouvant s'adapter à l'ouverture d'une sonde œsophagienne souple et longue qu'on introduit préalablement dans l'estomac. Le malade est courageux, résigné à tout pour guérir ; le cathétérisme est facilement supporté. La quantité de liquide amenée par les aspirations est variable ; on extrait aussi beaucoup de gaz. Les matières ainsi obtenues présentent l'aspect des vomissements : on reconnaît souvent les aliments ingérés, quelquefois même au bout d'un temps assez long. D'ailleurs, le malade assure que fréquemment il lui arrivait de reconnaître dans ses vomissements des aliments ingérés depuis un ou même deux jours.

« Après chaque cathétérisme, on pratique des lavages à l'aide de l'eau alcaline gazeuse, jusqu'à ce que celle-ci revienne parfaitement claire.

« Quelque temps après l'opération, le malade avale une pilule d'aloès destinée à combattre la constipation et à exciter les fonctions de l'estomac, puis il prend sa nourriture. M. V. Audhoui prescrit en même temps des pilules ferrugineuses de Blaud, que le malade devra prendre en mangeant.

« Les résultats de ce traitement ne se font pas attendre : au bout de quelques jours, le malade se sent mieux. Les forces sont un peu revenues ; il reste debout presque toute la journée. Le moral se ressent également de cette amélioration : le malade a repris un peu de gaieté. La maigreur est aussi un peu moins marquée.

« Le même traitement fut suivi avec la plus grande régularité pendant toute la durée du séjour de C... à l'hôpital. Mais il ne tarde pas à s'ennuyer, et trouvant que ses forces sont suffisantes, il réclame sa sortie, en disant qu'il pourra continuer à suivre le traitement chez lui.

« Au moment de sa sortie, les forces et l'embonpoint sont un peu revenus. On remarque aussi que, dans les matières alimentaires extraites par l'aspiration, on trouve moins de substances solides ; les liquides, au contraire, sont peu diminués, et la dilatation de l'estomac est toujours considérable. On lui prescrit de continuer l'usage d'aliments choisis, des pilules ferrugineuses de Blaud et d'aloès, enfin l'eau de Vals, en boisson, aux repas.

« L'amélioration obtenue par ce traitement ne se démentit pas pendant les mois qui suivirent le départ de C... de l'hôpital. Il put même bientôt cesser l'usage du fer et de l'aloès ; mais il dut continuer les lavements, à cause de la constipation, et surtout les aspirations stomacales, qui continuèrent à fournir une assez grande quantité de liquide, surtout le soir. Il fut néanmoins encouragé à continuer le traitement, à cause de l'amélioration continue, et surtout à cause de l'absence complète de phénomènes douloureux du côté de l'estomac.

« Pendant les années 1876 et 1877, C... a été plusieurs fois revu par M. V. Audhoui, qui a pu constater la persistance de l'amélioration.

« J'ai pris sur sa situation, à cette époque, les notes sui-

vantes : son état général est très satisfaisant ; ses forces
sont revenues ; il peut facilement travailler d'une façon
régulière. Il ne souffre pas habituellement, mais il a de
temps en temps des crises pénibles qui peuvent durer
deux à trois jours et qui sont caractérisées par un gon-
flement de la région épigastrique, avec douleur et sensation
d'étouffement. Ces crises s'accompagnent de congestions
très vives du côté de la tête ; la face devient rouge et
brûlante, et il se plaint d'une céphalalgie très vive. Il est
toujours obligé de continuer le traitement ; mais, depuis
quelque temps, il est parvenu à s'introduire avec facilité la sonde dans l'œsophage, à pratiquer lui-même
l'aspiration des liquides contenus dans l'estomac, et à
faire les lavages avec de l'eau simple ou de l'eau de
Vichy. Le cathétérisme de l'œsophage est répété
deux fois par jour, quelques instants avant les repas.
L'aspect des matières qu'il obtient ainsi ou qu'il rend par
les vomissements est semblable à celui que nous avons
déjà décrit ; leur abondance est variable, suivant la
quantité des aliments ingérés ou le temps qui s'est
écoulé depuis le dernier cathétérisme. Lorsque l'estomac
est vidé, le malade est bientôt pris d'une faim souvent
très vive. Parfois aussi, il ne peut résister au besoin de
boire, même lorsque l'estomac n'est pas dans l'état de
vacuité.

« Il retrouve fréquemment dans les liquides des aliments
ingérés depuis un certain temps ; ce sont surtout les
viandes indigestes ou un peu dures, dont les fibres se
laissent dissocier difficilement, par exemple le porc et le

mouton : le bœuf, au contraire, est bien digéré. La bière est la boisson qu'il supporte le plus facilement. Dès qu'il cesse le traitement, les vomissements reparaissent ; c'est ce qui arrive au moment des crises gastriques dont j'ai parlé, et pendant lesquelles la douleur est souvent assez vive pour empêcher l'introduction de la sonde. Le malade a plusieurs fois observé une amélioration passagère par l'hydrothérapie ; c'est ainsi qu'il a pu suspendre plusieurs fois, sans vomir, l'usage de la sonde à la suite de douches ou de bains de rivière.

« En résumé, chez notre malade, les hématémèses et douleurs atroces des premières périodes de la maladie semblent démontrer qu'on doit rattacher la dilatation d'estomac à une coarctation de l'orifice pylorique consécutive de la cicatrisation d'un ulcère. Il est probable que la guérison complète eût été obtenue par les lavages dans le cas de dilatation simple succédant à une gastrite chronique. Cependant, la dilatation doit être attribuée ici autant à la paralysie de la couche musculaire de l'estomac qu'au rétrécissement du pylore, d'autant que cette paralysie peut être rattachée également à l'existence des lésions chroniques de la muqueuse, développée sous l'influence de l'alcoolisme. Il est inutile d'insister sur les avantages qu'a procurés le lavage de l'estomac : s'il n'a pas amené la guérison définitive, il a du moins sauvé le malade en faisant cesser l'inanition, et lui a permis de reprendre ses occupations comme s'il était en pleine santé.

« Je reçus, au mois de mai 1878, un mot de C..., me priant de passer chez lui au plus vite.

Malheureusement, ce malade ne connaissant pas mon adresse exacte, sa lettre ne m'arriva que deux jours après sa mort. J'appris chez lui que, dans les derniers jours, le cathétérisme œsophagien était devenu impossible, à cause des douleurs intolérables que déterminait l'introduction de la sonde. D'autre part, il était pris, immédiatement après le repas, de gastralgies épouvantables par leur intensité et leur persistance. Il avait renoncé à prendre toute espèce de nourriture solide ; les aliments liquides étaient rejetés au bout de quelques heures, mélangés à cette énorme sécrétion muqueuse que nous avons observée. Il mourut littéralement de faim, dans un état de maigreur squelettique. La mort fut précédée de crampes très douloureuses et de convulsions. »

Voici la seconde histoire de dilatation d'estomac compliquée d'inanition, d'après la narration de M. L. Dericq :

« Georges, âgé de 69 ans, entre à l'infirmerie de l'Hospice des Incurables le 18 février 1881, au soir, pour des vomissements qui durent depuis le matin.

« Le 19, nous trouvons le malade dans un état de faiblesse extrême. Ses joues sont caves, tout son corps est amaigri et ses jambes, dont le mollet a presque totalement disparu, ne peuvent le soutenir. La peau, ridée, sèche, un peu farineuse comme chez les vieillards, ne présente pas de coloration ou de teinte spéciale. Les ongles sont lisses, la conjonctive des paupières inférieures

est boursouflée, rouge et saillante, mais depuis longtemps ; la cornée n'offre pas d'arc sénile. L'appétit est
nul, la soif peu vive ; du reste, l'estomac ne tolère aucun
liquide. Outre une céphalalgie intense, le malade accuse
une violente douleur dont le point de départ est à l'hypocondre gauche et qui irradie vers le creux épigastrique
et vers l'ombilic. Cette douleur, qui, par sa continuité et
son intensité, rend compte de la respiration brève et
superficielle que l'on constate, présente des exacerbations
qui précèdent de peu les efforts de vomissement. Les
matières vomies ne consistent plus qu'en quelques
mucosités filantes mêlées à la tisane commune que le
patient boit pour ne pas vomir à vide. Dans les vomissements de la veille, nous avons pu retrouver facilement
de gros fragments de pommes de terre, la mastication
complète étant difficile chez cet homme dont la bouche
est, à trois ou quatre dents près, complètement dégarnie.
L'artère radiale est peu dure et donne 75 pulsations à la
minute ; la miction se fait bien ; l'urine ne contient pas
d'albumine, mais les selles font défaut depuis cinq jours
environ.

« M. V. Audhoui prescrit un lavement purgatif, la potion
anti-émétique de Rivière, un cataplasme laudanisé sur le
siège de la douleur et du bouillon.

« Le 20, les vomissements ont cessé. Le malade reste
somnolent toute la journée et ne prend qu'une tasse de
bouillon froid.

« Le 21, légère sensation de faim. Ingestion de plusieurs
tasses de lait coupé avec de l'eau alcaline gazeuse.

« Le matin du 22, nous retrouvons Georges dans le même état qu'au moment de son entrée. La nuit a été très mauvaise : les vomissements, qui ont commencé à 10 heures du soir, n'ont cessé que vers 7 heures du matin. Le malade, complètement affaissé, est couché sur le dos et pousse, de temps en temps, de sourdes plaintes. On lui ordonne de la glace et de l'eau gazeuse simple.

« Cet état grave s'améliore les jours suivants. Peu à peu, le lait, les bouillons, les potages furent tolérés, sans être cependant facilement digérés, car le malade les sentait peser longtemps sur son estomac.

« Ce mieux relatif est mis à profit pour achever l'examen des organes et obtenir des renseignements sur les antécédents. L'auscultation des poumons révèle, aux deux bases, l'existence de gros râles qui s'entendent également à l'inspiration et à l'expiration. Les bruits du cœur, un peu sourds, ont le rhythme normal. Le foie et la rate possèdent le volume ordinaire. La percussion de l'abdomen dans tout l'hypocondre gauche, dans le flanc du même côté, dans la région épigastrique et dans la partie supérieure de la région ombilicale donne une sonorité tympanique très nette. Au-dessous de l'ombilic, il existe de la submatité. Une palpation attentive ne permet pas de découvrir la moindre tumeur. En imprimant au malade couché une brusque secousse, l'oreille perçoit, dans la région sonore, un bruit de clapotage bien marqué ; enfin, nous avons pu entendre le bruit du glou-glou signalé par quelques auteurs, en auscultant le malade assis au moment où il buvait une tasse de lait. Nous devons dire que, malgré des tentatives répétées plusieurs fois dans la suite, nous n'avons plus été assez heureux pour constater de nouveau ce phénomène.

Voici les antécédents que nous avons relevés :

« De sept à vingt et un ans, Georges travaille dans une filature, et, sans être jamais sérieusement malade, il est pris assez souvent d'indispositions caractérisées par de la perte d'appétit, des sueurs et des vomissements. Ces désordres gastriques durent une huitaine de jours et finissent après une purgation.

« A vingt et un ans, il tombe au sort. Devenu soldat, il fait de nombreuses garnisons, prend part au siège d'Anvers, et pendant toute la durée de son service, jouit d'une excellente santé, si on laisse de côté toutefois une Grippe contractée à Brest, en 1837, et, quelque temps après, une Blennorrhagie qui dura environ six semaines.

« Il se marie en 1844, et, ne trouvant pas d'ouvrage dans les filatures, il se fait manœuvre des maçons, puis passe ouvrier. C'est le moment le plus heureux de sa vie : il boit sa chopine à chaque repas, la goutte tous les matins, se grise de temps en temps, et ne dédaigne pas de faire la partie avec les camarades. A la suite de la mort de sa femme, survenue en 1860, il vit tantôt à l'auberge, tantôt chez lui. Peu à peu, son appétit diminue, ses forces se perdent, son entrain disparaît. Il maigrit, les aliments sont vomis, et il est obligé d'entrer à l'hôpital Saint-Antoine, où il reste un mois (1862). Il sort en état de prendre le travail de bitumier. Cependant, de temps en temps, il a le matin des vomissements pituiteux, accompagnés d'un peu de douleur ; enfin, en 1879, les mêmes désordres que ceux qui nécessitèrent son entrée à l'Hôpital Saint-Antoine réapparaissent : il s'affaiblit de plus en plus ; il est obligé d'interrompre son travail et entre au mois d'octobre 1879 à l'Hospice des Incurables. Il est, à ce moment-là, à peu près convalescent de cette affection de l'estomac, qui durait depuis le mois d'avril.

« Mais revenons à l'état actuel.

« Le 4 mars, les vomissements recommencent, par suite, sans doute, de quelque infraction au régime alimentaire, et continuent les jours suivants. Le sommeil est complètement perdu, des coliques continues affectent la région ombilicale. Il y a de la constipation. M. V. Audhoui ordonne de nouveau un lavement purgatif.

« Les jours suivants, tout s'aggrave : aucun aliment, soit liquide, soit solide, n'est toléré ; la glace n'a plus d'action ; l'eau de mélisse spiritueuse, le thé au rhum, la potion de Rivière, l'eau gazeuse simple, tout est vomi.

« En présence de ces vomissements opiniâtres qui ont amené une inanition grave se traduisant par un amaigrissement extrême et une très grande faiblesse, le malade paraissant toucher à sa fin, et l'impuissance des agents thérapeutiques employés étant bien constatée, M. V. Audhoui se décide à pratiquer le lavage de l'estomac, qui, chez un de ses malades, dont l'histoire a été publiée par notre ami M. Balzer, avait produit une rapide amélioration.

« Le 14 mars, on fabrique donc un siphon stomacal

avec un tube de caoutchouc anglais et un entonnoir de verre. A l'aide de cet appareil, on fait pénétrer dans l'estomac du malade environ 7 litres d'eau tiède, qui revient avec une couleur roussâtre et en exhalant une insupportable odeur de beurre rance. Georges, ce jour-là, ne prend pour toute nourriture que des bouillons et du lait. On lui donne en outre de la glace et de l'eau gazeuse simple.

Le 15, vomissements le matin. Nouveau lavage à l'eau tiède.

« Le 16, le malade se plaint de la poitrine : des râles fins et sibilants se font entendre des deux côtés, dans toute l'étendue des poumons. La toux sèche, pénible, provoque le vomissement. On lui fait prendre quelques cuillerées de sirop de Tolu qu'il vomit.

« Le 18, la bronchite diminue d'intensité. Les vomissements sont presque continuels : il ne peut rien tolérer.

« Le 19, lavage à l'eau tiède ; l'estomac, le soir, conserve deux tasses de bouillon et lé sirop de Tolu.

« Le 21, vomissements le matin. Le lavage de l'estomac est fait, pour la première fois, avec la sonde gastrique à double courant. On se sert d'eau froide. On injecte ensuite deux litres d'eau minérale de Châtel-Guyon pour achever le lavage.

« Le 23, l'introduction du tube est assez difficile ; son passage derrière le larynx provoque de la douleur et des vomissements. Néanmoins, après plusieurs tentatives, la sonde pénètre dans l'estomac, dont on retire d'assez gros fragments de croûte de pain.

« Le 24, le malade peut à peine avaler ; ses amygdales sont tuméfiées ; le voile du palais, le pharynx sont d'un rouge luisant, et le contact du doigt y détermine de la douleur. Gargarisme avec chlorate de potasse, 6 grammes.

« Dans la nuit du 27 au 28, les vomissements reparaissent, uniquement composés de débris alimentaires. Ils cessent le matin du 28, en même temps qu'apparaissent des coliques sourdes localisées dans le bas-ventre. Dans le courant de la journée, elles diminuent peu à peu par l'évacuation de selles diarrhéiques assez abondantes et fétides.

« Le 30, sur la demande du malade, M. V. Audhoui procède à un nouveau lavage.

« Depuis ce jour jusqu'au 29 mai furent pratiqués trente-deux lavages à l'eau commune et à l'eau minérale naturelle de Châtel-Guyon : la planche I en donne le tableau. Nous n'avons à noter, dans ce long espace de temps, que deux indigestions avec vomissements, survenues le 20 avril et le 11 mai, toujours par suite d'infractions au régime alimentaire ordonné.

« Nous pouvions distinguer, chez notre malade, deux portions dans le liquide qui revenait de l'estomac. La première, constituée par les quatre, cinq et quelquefois six premiers litres : elle était trouble, de couleur café au lait, exhalait une désagréable odeur de beurre rance et contenait de nombreux débris alimentaires qui ne tardaient pas à se déposer. Le premier demi-litre était acide et rougissait fortement le papier de tournesol, puis la

Relevé des 32 Lavages faits en Mars Avril et Mai avec le nombre de litres d'eau employés.
Litres
Lavages
Lavages
Lavages
Mars
Avril
Mai

Planche I.

réaction diminuait d'intensité peu à peu et disparaissait au second litre. Le microscope nous a décelé la présence de nombreuses gouttelettes de graisse, les unes assez volumineuses, les autres à un état de division extrême. Nous y trouvions, après douze heures de repos, des cristaux cubiques dits d'*hématine*, de l'acide margarique et enfin, par deux fois, à la suite des indigestions du 20 avril et du 11 mai, des plaques magnifiques de cholestérine. Dans les débris alimentaires, nous constations la présence de grains de fécule, de cellules épithéliales pavimenteuses, de chair musculaire dont la plupart des stries avaient disparu. Nous y avons retrouvé même de fines arêtes de poisson, dont l'ingestion remontait à cinq jours. La seconde portion du liquide était blanchâtre, louche ; elle contenait de nombreuses granulations moléculaires et surtout des cellules épithéliales en grande quantité. Ces cellules étaient pour la plupart granuleuses, le noyau était très apparent, et quelques-unes avaient leurs bords déchiquetés. Elles étaient, en grande partie, réunies par groupes de cinq ou six ; celles qui étaient libres étaient presque toujours pliées en deux.

« Le liquide froid qui passait par l'estomac de notre malade n'y subissait aucun changement dans sa température ; nous nous en sommes assurés plusieurs fois.

« Quant au résultat obtenu, il était difficile de l'espérer aussi satisfaisant, étant donnés l'âge du malade et l'état d'inanition dans lequel il se trouvait au moment de son entrée dans le service de M. V. Audhoui.

« Aujourd'hui, 10 juin, Georges va, vient, se promène

toute la journée, gravit sans difficulté l'escalier qui mène au laboratoire où est installé l'appareil pour le lavage de l'estomac au moyen de la sonde gastrique à double courant, alors qu'autrefois on était obligé de le porter. Ses joues se sont remplies, l'œil s'est rallumé, et la vie intellectuelle se manifeste par la lecture quotidienne du journal et par les discussions qui la suivent. Le bon état de la vie organique s'affirme par la réapparition du sommeil, la disparition de la constipation, la régularité des selles, la facilité des digestions, par la reprise enfin de la nutrition, que démontre suffisamment l'augmentation du poids du corps dont nous avons tracé la courbe dans le tableau ci-contre. »

Courbe du poids du corps.
Kilos
Avril
Mai
Juin
4
10
16
28
9
17
10
5
49
5
48
5
47
5
46
5
45
5
44
5
43
5
42
5
41
5
40

# CHAPITRE XX

## De la qualité des eaux employées au lavage de l'Estomac

On peut laver l'estomac à l'eau commune pure ou chargée de quelque principe médicamenteux ; on peut se servir aussi des eaux minérales artificielles et naturelles.

J'ai employé quelquefois une solution légère de bicarbonate de soude et je n'ai constaté aucune différence entre son action et celle de l'eau. Il m'a paru même que la solution alcaline finissait par fatiguer.

J'ai comparé l'action de l'eau commune à celle des eaux minérales artificielles et naturelles, en limitant mes essais, comme de juste, à la classe des eaux réputées stomachiques, et j'ai constaté une réelle supériorité dans ces dernières.

Les eaux minérales stomachiques, qu'elles soient d'ailleurs artificielles ou naturelles, agissent par leur vertu excitante tonique en même temps qu'elles lavent l'estomac.

Parmi les eaux minérales stomachiques naturelles, je distingue les eaux de Châtel-Guyon : elles m'ont paru des meilleures, et je m'en sers aujourd'hui exclusivement.

Comme on ne peut pas, loin des sources, opérer le

lavage avec la seule eau minérale, j'ai coutume de nettoyer d'abord à l'eau ordinaire, et je fais passer ensuite deux bouteilles d'eau de Châtel-Guyon.

J'ai remarqué que l'eau de Châtel-Guyon employée à sa température native, c'est-à-dire tiède, ramenait parfois encore, après vingt litres d'eau commune, quelques débris épithéliaux mêlés à des filaments de mucus.

L'eau de Châtel-Guyon, employée au lavage de l'estomac, développe son action tonique stomachique en même temps que la sonde débarrasse l'organe à la façon du vomissement; et sous le point de vue du nettoiement des voies digestives, on peut rapprocher cette espèce d'opération de l'action stomachique laxative provoquée par la boisson de cette eau.

## CHAPITRE XXI

### Du lavage de l'Estomac à Châtel-Guyon.

Pour constituer une méthode de traitement efficace, l'application des eaux minérales naturelles au lavage de l'estomac devait nécessairement se produire auprès de sources bien aménagées, au moyen de la sonde gastrique à double courant.

L'administration de Châtel-Guyon a réalisé cette pratique; et en agissant ainsi, d'après mes indications, elle a fait de la station qu'elle dirige avec tant de succès comme le centre hydro-minéral de la nouvelle méthode.

A Châtel-Guyon, dont l'installation peut servir de modèle, l'eau pour le lavage de l'estomac est amenée directement de la source dans un réservoir de trente litres placé à une hauteur de cinq mètres. Un conduit vertical sur lequel on fixe le petit tube de la sonde, met le réservoir en communication avec la cavité gastrique. Ce conduit est d'ailleurs muni d'un robinet, placé à la portée de la main, qui permet d'interrompre et de rétablir au besoin la communication.

La planche II donne une idée exacte de la situation de la sonde gastrique à double courant et de l'attitude du patient lorsque l'appareil alimenté d'eau minérale fonctionne convenablement.

La disposition du réservoir, qui ne contient que la quantité d'eau nécessaire à chaque lavage, permet d'irriguer l'estomac, suivant les circonstances, soit avec de l'eau minérale à sa température native, soit avec de l'eau minérale refroidie et privée d'une partie de son gaz, soit enfin, s'il le fallait, avec de l'eau commune même.

# CHAPITRE XXII

## Du régime alimentaire qui convient au nettoiement de l'Estomac par le lavage.

Dans les états morbides qui nécessitent le lavage de l'estomac, on ne doit donner la nourriture qu'après nettoiement complet de l'organe : cette règle ne souffre aucune exception. Ainsi, l'opération terminée, et après

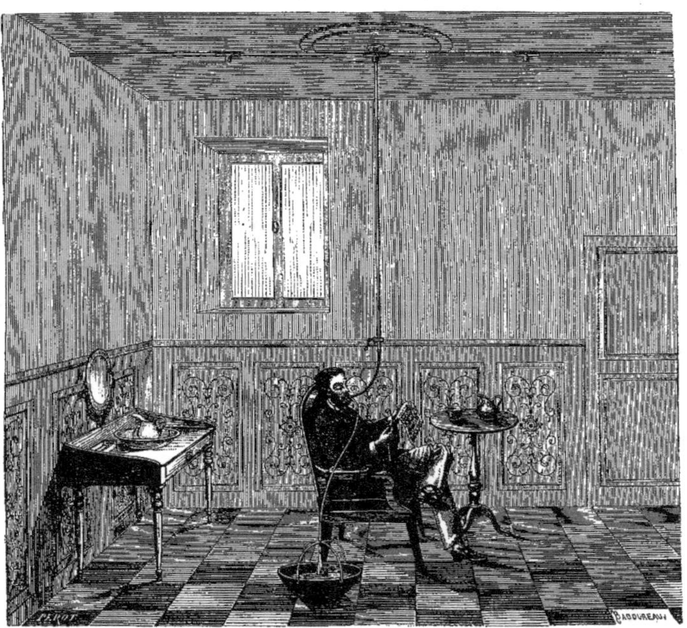

Planche II.

quelques instants de repos, le malade prendra son repas.

A une époque plus avancée du traitement, le malade digérant mieux et l'estomac se nettoyant lui-même en partie, un seul lavage suffit pour deux ou plusieurs repas. J'ai coutume de faire ce nettoyage dans la matinée; mais rien n'empêche d'y procéder à toute autre heure du jour.

Lorsque le patient, quoique non guéri encore, est revenu au genre de vie ordinaire, il peut lui être déplaisant de passer immédiatement de la salle d'irrigation à la table : je donne alors, aussitôt après le lavage, une tasse de lait ou de bouillon en attendant le déjeuner.

L'alimentation sera éminemment réparatrice et les aliments de petit volume. Ici conviennent admirablement l'eau albumineuse aromatisés, la purée de bœuf et autres préparations culinaires de même genre, surtout dans la première période du traitement.

Les aliments contiendront le plus possible de matières chymifiables et le moins possible de sucre, de fécule et de corps gras, qui, n'étant digérés que dans l'intestin, ne sont pour l'estomac affecté que des substances inertes, entravant son action et le surchargeant inutilement. La *diète animale* sera donc le genre d'alimentation le plus convenable aux malades soumis à l'irrigation de l'estomac.

On ne permettra d'abord que peu de vin, et l'on en augmentera la quantité en revenant progressivement à l'alimentation ordinaire, à mesure que disparaîtront les troubles digestifs et l'inanition.

Ne négligez pas l'usage des fruits de la saison et des raisins parfaitement mûrs : ils corrigent ce qu'il y a de trop échauffant dans la diète animale.

Immédiatement après chaque repas, je fais prendre une cuillerée à café de la liqueur balsamique acide.

Vous donnerez enfin des doses modérées d'eau de Châtel-Guyon dans les cas où la constipation, prenant un caractère essentiel, ne cédera pas, comme c'est la règle, à l'application assidue de la sonde gastrique à double courant. Loin des sources, vous emploierez les grains laxatifs.

## CHAPITRE XXIII

### De la méthode de traitement que représente Châtel-Guyon.

L'installation des appareils propres à mettre en œuvre le lavage de l'estomac a fait de Châtel-Guyon une station unique pour le traitement des maladies gastro-intestinales par le nettoiement régulier des voies digestives.

Les eaux de Châtel-Guyon, en effet, prises à leur source, sont laxatives, et, comme je l'ai dit au livre I$^{er}$, elles nettoient les voies digestives par la déjection.

Administrées sous forme de douches ascendantes, elles désopilent et lavent le rectum, l'*S* iliaque et les colons.

Introduites enfin dans la cavité gastrique au moyen de la sonde à double courant, elles servent au nettoyage de l'estomac.

Où trouverait-on un assemblage plus complet de moyens propres à laver les voies digestives?

Considéré sous ce point de vue nouveau et singulièrement original, Châtel-Guyon me paraît mériter l'attention des médecins et des malades. Mais on se ferait une idée imparfaite de la méthode de traitement que cette station représente, si l'on ne joignait au nettoiement des voies digestives l'usage simultané ou successif des applications externes d'eau froide et de bains d'eau gazeuse, remèdes puissants de la dyspepsie lorsqu'ils sont pris à la campagne et dans ces localités où l'art a su combiner les distractions agréables, avec la rustication et les moyens curatifs tirés de l'emploi des eaux minérales naturelles.

Or, si, réunissant tous ces moyens, j'embrasse la médication castel-guyonnaise dans son unité, il me semble que je puis dire d'elle qu'elle a pour objet de nettoyer les voies digestives, de rétablir le jeu de l'estomac et de l'intestin et de restaurer tout ensemble le système entier.

## CHAPITRE XXIV

### Des bains d'eau gazeuse
### et des applications externes d'eau froide.

Les bains d'eau gazeuse et les applications externes d'eau froide sont les compléments naturels du lavage de l'estomac; et l'on ne saurait exprimer trop hautement l'utilité de ces moyens appliqués au traitement des affections gastriques et intestinales.

« Dans les cas, dit Chomel, où le trouble des fonctions digestives résiste aux moyens tirés du régime alimenmentaire, l'emploi de l'eau froide, sous forme d'*immersions* ou mieux d'*affusions*, constitue une des plus puissantes ressources de la thérapeutique. C'est à Récamier qu'il faut rapporter l'honneur d'avoir préconisé et introduit dans la pratique ce moyen de traitement. Il en a obtenu des résultats surprenants dans les cas où les malades étaient parvenus au dernier degré de faiblesse et où l'estomac rejetait tous les aliments. Voici de quelle manière Récamier procédait à ces affusions :

« Il faisait mettre au milieu de la chambre du malade une baignoire vide, à droite et à gauche de la baignoire un baquet rempli d'eau à 16° Réaumur, quelquefois à 20 degrés (1), quand il craignait, à raison de la faiblesse, que la réaction ne se fît pas convenablement. Deux personnes, tenant à la main une grande casserole, étaient placées à côté de ces baquets. Le malade, débarrassé de ses vêtements, enveloppé dans une nappe comme dans un hamac, la tête seule couverte d'un serre-tête en taffetas ciré, était enlevé par deux personnes, tenant les deux extrémités du hamac et placé, ainsi suspendu, dans la partie la plus élevée de la baignoire : aussitôt les deux personnes placées à droite et à gauche, remplissant leurs casseroles dans les baquets, lançaient avec force l'eau dont elles étaient pleines sur le malade, dans la direc-

_______________

(1) 20° et 25° C.

tion de la tête vers les pieds, d'une manière alternative, de sorte que l'affusion fût presque continue pendant le temps qu'elle durait. Ce temps était de quinze à trente secondes, pour les premières fois, chez les sujets très-faibles ; d'une à deux minutes dans les affusions suivantes et chez les sujets moins débilités. L'affusion achevée, le malade était porté nu sur un lit de camp, essuyé rapidement, mais complètement, avec du linge non chauffé, puis enveloppé dans un vaste peignoir de flanelle, où il était frictionné jusqu'à ce que la chaleur fût partout et convenablement rétablie.

« L'opération terminée, le malade prenait un aliment beaucoup plus substantiel que celui auquel il était depuis longtemps réduit. C'était, selon l'ancienneté du mal, tantôt un potage ou une rôtie de pain dans un bon bouillon, tantôt une aile de poulet ou même un morceau de bœuf ou de mouton rôtis, en lui laissant le choix d'en avaler une partie, s'il était tendre, ou de se borner à en bien exprimer tout le jus, dans le cas contraire. Ces affusions étaient répétées deux fois le jour, vers dix heures du matin et vers cinq heures du soir, et chacune d'elles était suivie d'un repas analogue.

« J'ai employé souvent ces affusions et, si j'en excepte quelques cas rares dans lesquels les malades, dirigés par Récamier lui-même, prenaient trois fois le jour et souvent à contre-cœur de la viande, en quantité qui me paraissait trop considérable, je ne me rappelle pas avoir vu survenir d'aggravation ; loin de là, tous ont éprouvé une amélioration immédiate, passant d'une abstinence

presque absolue à l'usage d'aliments substantiels et abondants, d'un état qui semblait désespéré au sentiment
d'un bien-être soudain et d'une guérison prochaine.

« L'immersion se fait comme l'affusion ; seulement,
au lieu de recevoir sur le corps l'eau qui y est lancée,
le malade est plongé, suspendu sur le hamac, dans l'eau
dont la baignoire est à moitié remplie. La durée de chacune de ces immersions ou de ces plongeons, qu'on répète six à dix fois, selon la manière dont ils sont sup-
portés, ne dépasse pas quelques secondes.

« L'affusion est généralement mieux supportée. L'eau
qui glisse sur la surface du corps produit moins de re-
froidissement ; la percussion du liquide prépare mieux
la réaction et assure davantage les bons effets de
l'eau froide. Toutefois, il est quelques sujets très im-
pressionnables, parmi les femmes en particulier, qui
redoutent cette projection de l'eau et préfèrent être im-
mergés. Chez ceux-là on peut employer l'immersion
pour commencer, sans renoncer à la remplacer, quand
faire se pourra, par les affusions.

« Quel que soit le mode préféré, on doit généralement
continuer ce moyen deux fois le jour d'abord, puis une
fois, pendant au moins quelques semaines, pour mettre
le malade à l'abri du retour des accidents (1). »

Ce que vient de dire Chomel des affusions d'eau
froide et des immersions doit s'entendre des différentes

---

(1) Chomel, *Traité des dyspepsies.* Paris, 1857 ; in-8, p. 219.

espèces de douches ; mais les douches ne sont applicables qu'aux cas de moindre gravité et lorsque le malade peut aller et venir sans trop de fatigue.

Les applications externes d'eau froide excitent vivement la périphérie, et cette excitation se communique à toutes les parties musculaires de l'organisme. Il en résulte une action tonique névrosthénique puissante qui réveille le besoin d'agir et de se restaurer; et ramène par degrés à son état naturel le jeu des organes digestifs. Les bains d'eau gazeuse vont nous livrer une action médicinale analogue.

Les eaux minérales naturelles tiennent en dissolution différents gaz : l'azote, l'oxygène, l'hydrogène sulfuré, l'acide carbonique, par exemple. Considérées sous ce point de vue, on pourrait dire de l'universalité des eaux minérales naturelles qu'elles sont gazeuses. Toutefois, on donne plus spécialement le nom d'eaux gazeuses à celles qui bouillonnent au point d'émergence et pétillent dans le verre ou se troublent passagèrement par la formation de bulles nombreuses. Ce phénomène est particulièrement remarquable dans les eaux minérales naturelles chargées d'acide carbonique : c'est pourquoi le nom d'eaux gazeuses est presque exclusivement réservé aux eaux qui tiennent en dissolution une proportion notable d'acide carbonique libre, quelle que soit d'ailleurs leur composition chimique. Telles sont les eaux de Châtel-Guyon.

Un fait physique d'une grande importance s'observe dans ces eaux gazeuses : le corps de l'homme qui y est

plongé active le dégagement de l'acide carbonique libre ;
il se couvre rapidement d'une foule de petites vésicules,
les unes visibles, les autres imperceptibles. Ces dernières
sont les plus nombreuses, et, pour déceler leur présence,
il faut passer le doigt sur un point de la peau qui pa-
raisse libre : la trace que laisse le doigt montre assez
que l'on a chassé une couche de gaz. Les vésicules gazeuses, semblables à de petites perles, s'accumulent le
long des poils. Le corps, recouvert de ces innombrables
vésicules se reproduisant de nouveau et immédiatement
quand on les chasse, n'est en quelque sorte plus en contact avec l'eau du bain : il en est séparé par une couche
de gaz, il est enveloppé d'une atmosphère d'acide carbonique. C'est un bain de gaz pris dans une eau chargée
de principes minéraux.

Le bain d'eau gazeuse provoque les mêmes effets que
le bain d'acide carbonique : il est aisé de s'en assurer
par comparaison.

« L'air fixe (1), dit Baumé, appliqué immédiatement sur
les corps vivants, produit une sensation de chaleur sur
laquelle on ne peut se méprendre. J'ai plongé nombre de
fois des thermomètres dans des cuves à bière vidées de
la veille et qu'on avait couvertes à dessein de conserver
l'air fixe dont elles se trouvaient remplies. Ce gaz n'indiquait sur l'instrument qu'un demi-degré de chaleur supérieure à celle du local : cette chaleur était celle de la

---

(1) C'est l'acide carbonique.

cuve dans laquelle la bière avait été contenue la veille;
mais j'éprouvais sur les mains, que j'étais obligé d'y
plonger, une chaleur douce et agréable. Le thermomètre,
hors de la cuve, était alors à 6 degrés au-dessus de zéro,
tandis que celui de la cuve indiquait 6° 5 (1): Voulant connaître si cette sensation de chaleur était bien réelle, je
descendis tout habillé dans la cuve au moyen d'une
échelle et je restai sur cette échelle de manière que
mon corps fût plongé jusqu'à la poitrine. Comme j'avais
la tête bien au-dessus de l'air fixe, je ne courais point
le risque d'être asphyxié. Avant d'entrer dans cette cuve,
je ressentais beaucoup de froid, surtout aux pieds : mon
intention était de m'y réchauffer; je restai dans cette
situation pendant environ quinze minutes. A peine mon
corps fut-il plongé dans la cuve, que je ressentis, même
au travers de mes souliers, une chaleur douce, agréable,
comme s'y j'eusse été dans une étuve; je me réchau-
fai même si promptement par tout le corps, qu'en
moins de dix minutes je ressentis une légère moiteur, et
je commençai à entrer en sueur au bout de quinze minutes. Il est croyable que, si j'y fusse resté plus longtemps, j'aurais sué. J'ajouterai que je n'ai éprouvé absolument rien, à la suite de cette expérience, qui ait
altéré ma santé (2). »

---

(1) Il s'agit de l'échelle de Réaumur. A l'échelle de Celsius ou
centigrade, la température eût été, dans la cuve, d'un peu plus
de 8°, et à l'extérieur de 7° 8 environ.

(2) BAUMÉ, *Éléments de pharmacie.* 6ᵉ édit.. Paris, 1790 ; in-8, p. 852.

Nous allons retrouver des sensations analogues dans le bain d'eau gazeuse à 30° C. environ lorsque le gaz acide carbonique enveloppe le corps.

A Châtel-Guyon, les eaux ont une chaleur tempérée et elles arrivent de la source avec tout leur gaz et à leur température native. En entrant dans la baignoire, on ressent une impression de froid. Si l'on se tient immobile, au bout de quelques minutes, le corps est enveloppé par une quantité innombrable de petites bulles de gaz brillantes comme des perles, et immédiatement un léger picotement se fait sentir sur tous les points de la peau. Au bout d'un quart d'heure la sensation de chaleur devient très intense et, quand on sort du bain, on observe sur tout le corps la rougeur caractéristique de l'action du gaz acide carbonique.

J'ai éprouvé moi-même ces effets remarquables du bain d'eau gazeuse.

A l'époque des chaleurs, j'entre dans un bain d'eau gazeuse à 30° environ.

D'abord, j'éprouve une sensation générale de fraîcheur prononcée surtout à l'épigastre et qui s'accompagne de pesanteur précordiale et d'une légère angoisse respiratoire.

Une douce chaleur succède à ce premier sentiment, ou plutôt toute sensation particulière s'efface : il me semble que je ne suis pas dans l'eau.

Le corps se couvre rapidement de bulles gazeuses. Alors s'élève sur toutes les parties une chaleur piquante, agréable.

Une demi-heure s'écoule, je sors du bain. Aussitôt la chaleur s'efface : elle est remplacée par une fraîcheur générale ; la peau est rouge et sensible.

Le dégagement de l'acide carbonique et son application à la périphérie cutanée, voilà la cause principale, pour ne pas dire la cause unique, des impressions sensorielles singulières que vous éprouvez dans l'eau gazeuse.

Je suis dans le bain depuis quelque temps, j'éprouve un sentiment agréable de chaleur piquante. Je chasse les vésicules gazeuses de la face interne des avant-bras. Le gaz s'échappe, l'eau arrive au contact de la peau et je sens de la fraîcheur : la chaleur piquante à disparu avec le gaz. Mais bientôt l'acide carbonique se dégage, les vésicules se forment, l'atmosphère gazeuse se reconstitue ; le sentiment de fraîcheur cesse alors, et, après une très courte période d'indifférence, la chaleur piquante reparaît. Je renouvelle plusieurs fois cette expépérience en divers points du corps ; j'observe constamment les mêmes effets.

Cette chaleur piquante générale, due à l'action persistante de l'acide carbonique sur la peau, devient prurigineuse et cuisante au haut des cuisses, à la région anogénitale : elle provoque l'érection, même chez les sujets affaiblis. La peau du scrotum est rugueuse et crispée. Je chasse le gaz de ces parties : j'y éprouve un sentiment de fraîcheur, puis la chaleur reparaît et aussi la cuisson. Et j'observe que, lorsque la cuisson est devenue très vive, l'expulsion des vésicules gazeuses la tempère,

mais ne fait plus cesser la chaleur. La peau est trop irritée, en effet, pour ressentir le froid que provoque le contact de l'eau. Chez certaines femmes, le coït seul est
capable de dissiper une pareille affection des organes géni-
taux ; et l'on comprend que le bain d'eau gazeuse puisse
devenir parfois une cause occasionnelle de fécondation.
Les douches vulvaires d'eau gazeuse dites *Bubenquelles*,
si célèbres en Allemagne, sont une application remarquable de ces effets de l'acide carbonique.

Les bains d'eau gazeuse administrés à propos provoquent une excitation générale qui se traduit par un
accroissement d'énergie musculaire, une augmentation
d'appétit et des digestions plus parfaites. De cette action
médicinale découle leur utilité dans les affections diverses des organes digestifs où domine la dyspepsie.

2147 — Paris. — Imp. V⁰ Éthiou-Pérou, rue Damiette. 2 et 4.

# TABLE




2147. — Paris. Imprimerie Vᵉ Éthiou-Pérou, rue Damiette, 2 et 4.

# LA
# THÉRAPEUTIQUE CONTEMPORAINE
## MÉDICALE ET CHIRURGICALE

Journal hebdomadaire paraissant le Mercredi

## M. le Docteur Victor AUDHOUI

Médecin des Hôpitaux

RÉDACTEUR EN CHEF

PRIX DE L'ABONNEMENT :

FRANCE : 12 fr. — UNION POSTALE : 14 fr. — ÉTRANGER : 16 fr.

La THÉRAPEUTIQUE CONTEMPORAINE est publiée par cahiers de 16 pages ;
et forme au bout de l'année un beau volume in-8° compact de 832 pages.

2147. — Paris. — Imprimerie Vᵉ Éthiou-Pérou, rue Damiette, 2 et 4.